U0388426

脊柱医验

杨景生　编著
李　江　整理
李　军　强
牛　军　强
李　博　协助整理

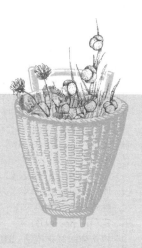

人民卫生出版社
·北京·

图书在版编目（CIP）数据

背篓医验 / 杨景生编著. -- 北京 ：人民卫生出版社，
2024. 12. -- ISBN 978-7-117-37382-1

Ⅰ. R249. 7

中国国家版本馆 CIP 数据核字第 202480BJ45 号

人卫智网	www.ipmph.com	医学教育、学术、考试、健康，购书智慧智能综合服务平台
人卫官网	www.pmph.com	人卫官方资讯发布平台

背篓医验
Beilou Yiyan

编　　著：杨景生
出版发行：人民卫生出版社（中继线 010-59780011）
地　　址：北京市朝阳区潘家园南里 19 号
邮　　编：100021
E - mail：pmph @ pmph.com
购书热线：010-59787592　010-59787584　010-65264830
印　　刷：北京汇林印务有限公司
经　　销：新华书店
开　　本：850×1168　1/32　印张：6
字　　数：135 千字
版　　次：2024 年 12 月第 1 版
印　　次：2025 年 1 月第 1 次印刷
标准书号：ISBN 978-7-117-37382-1
定　　价：39.00 元
打击盗版举报电话：**010-59787491**　E-mail：WQ @ pmph.com
质量问题联系电话：**010-59787234**　E-mail：zhiliang @ pmph.com
数字融合服务电话：**4001118166**　E-mail：zengzhi @ pmph.com

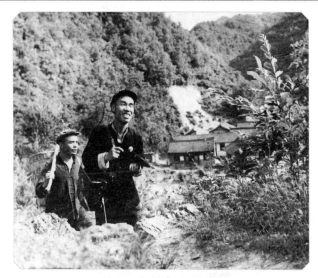

杨景生先生与同事上山采药

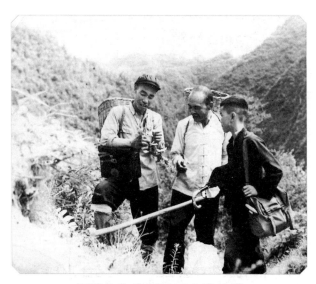

杨景生先生采药时实践教学

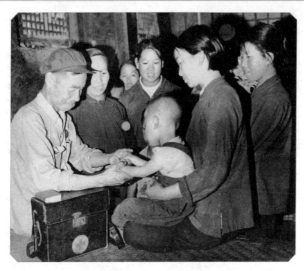

杨景生先生为当地百姓看病

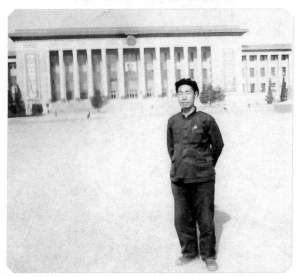

1971年，杨景生参加全国中西医结合工作会议时
于人民大会堂前留影

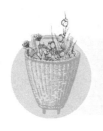

序 言

在医学的璀璨星空中，中医犹如一颗璀璨的星辰，以其独特的光芒照亮了人类健康的征途。陇原大地甘肃作为中华文明的重要发祥地之一，自古以来就是中医药文化的沃土。从岐伯、封衡、皇甫谧等古代名医起，甘肃的中医文化一直在不断地传承和发展，孕育了无数名老中医。他们以高尚的医德和卓越的医术，为人类的健康事业做出了不可磨灭的贡献。今日，有幸为甘肃省陇南地区杨景生先生的手稿作序，幸甚至哉。

读杨先生的手稿，仿佛看见一位胼手胝足的医者在陇南大地的田间地头、街头巷尾终年奔劳的身影。先生手稿，或源于研习经典医籍，或源于拜师访友，或源于实践经验总结……由此，可以看到杨先生对中医经典古籍的精深研究，对草药的灵活运用，对外治疗法的巧妙掌握。杨先生主张辨证论治和专方治专病相结合，强调审证求因，循经定治，提倡以少御多，组方用药谨严，精简便廉，在内科、儿科、妇科等疾病诊治方面积累了丰富的经验，尤其善治中风、消渴、虚劳诸病等。古人云："故人素擅岐黄术，今我兼承管鲍知。"老先生的手稿，不仅是对传统中医知识的传承，更是对自然、对生

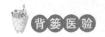

活的探寻积累。如用米汤调服治疗稀便，用醋泡竹皮治疗牙龈出血等。

愿老先生的手稿能够启迪后人，发扬光大。

有感于斯，是为序。

李道东

2024年11月12日

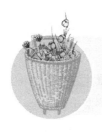

前 言

中华大地，俊采星驰。多有贤能之士，名不见报章杂志，然其悲天悯人，以人之困厄为己之困厄，仁勇济世，立德立行立言。不伐善，不施劳，居陋巷，饭疏食，读书怀独行君子之德，与烟火人间浑然一体，自得其乐。我的恩师杨景生，即此等贤士。

先生少从明师学习中医，弱冠即独立行医，博闻强识，学究本源，于阴阳五行、取象运数比类之道多有领悟。20世纪50年代，杨先生名扬陇原大地。时名为兰州医学院的陇上名院为贯彻中共中央关于"团结中西医"的指示，邀请杨先生赴兰工作。先生婉言谢绝，毕生坚守于成县二郎乡卫生院，不畏山高路远、林深苔滑，奔走于西秦岭余脉的高山峡谷间，为缺医少药的陇南乡亲们服务。1970年7月，《甘肃日报》发表了长篇报道《背篓医生杨景生》。据杨先生回忆，1971年，其作为甘肃"赤脚医生"代表参加了全国中西医结合工作会议。

先生驾鹤仙游多年，弟子不才，试将先师行医数十年的手稿，包括经方验方、疾病证候描述以及诊断方法等整理出版，名为《背篓医验》。以此秉承先生遗志，接续其未竟之事

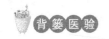

业。盼此书能为千年中医文献宝库添砖加瓦,能为人民群众经济有效地解除病痛略尽绵薄之力。

《背篓医验》收录的经方验方均系先师杨景生在研习中医理论、各家经验的基础上,结合其行医所得。先生针对每一类临床病症,悉心分析总结,将数十年对症、对证使用确行之有效的方药保留下来。先生在内科、儿科、妇科等疾病诊治方面的丰富经验,尤其对中风、消渴、虚劳诸病的治疗颇有心得。为便于向人民群众传播中医知识,推进在交通不便缺医少药地区的早诊早治与准诊准治工作,先生将证候描述和诊断方法总结成便于记诵的歌诀,亦收录到本书中。

需要说明的是,杨景生先生手稿中治验方药,或源于古籍,或源于医家经验方,或源于民间验方,故而存有地方语言、地方药材特点及时代的印迹。书中提及的部分药物,如治骨伤用到的娃娃鱼、点眼方用到的熊胆等,现已不用或禁用,为呈现手稿原始风貌,仍予保留,仅供阅读参考。书中对部分方药疗效表述过于夸张,如"神效""立效"等,都值得怀疑;书中个别内容有一定的封建迷信色彩,如方中提及人牙、童便、猫尿等,临床实践多已不用,提请读者朋友阅读时注意辨别。在整理的过程中,对此类内容未做删减,仅供同行和读者朋友们阅读参考。

笔者自 2005 年入读兰州大学医学院不久,即拜入杨先生门下,成为先生的关门弟子,直至 2015 年兰州大学中西医结合临床医学博士毕业,跟师学习数年。先生授课、行医时的情景常在眼前,先生的谆谆教诲言犹在耳,那些与先生亲如家人的患者们和先生的谈笑亦历历在目……不期与先生阴阳两隔竟已多年。唯有反复捧读先生遗稿,虔诚审慎地反复整理,聊以寄托对先生的思念,表达对先生无限的敬意。

《背篓医验》终于要和读者朋友们见面了,唯愿普天下尚在病痛中的人们得遇良医如杨景生先生!

李　江

2024 年 2 月于北京

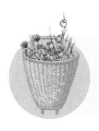

目 录

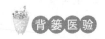

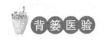

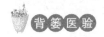

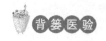

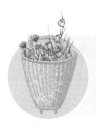

顺天府太医院经验内外症奇方

男女老少，一样治法。

1. 产后血蓍
韭菜切细，醋二碗，装入瓶内，塞紧。后打开瓶口对产妇鼻孔吹入，即愈。

2. 半身不遂
土鳖子、螃蟹各十六个，瓦上炙细末，米酒送下。用被盖好，出汗更妙。

3. 麻脚累方
急用针刺舌尖，出血，愈。

4. 肚腹疼痛
枯矾一钱、雄黄一钱，共细末，酒引下，立止。

5. 小儿惊风
蛇皮三钱，烧灰，米酒送下。

6. 胎衣不下
用竹尖刺羊腿出血，饮之立下。

7. 生产不下
龟甲一个，烧研末，服立下。

8. 风火害眼
明矾、白菊花，煎水洗，立效。

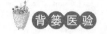

9. 急救喉风

墙上壁喜鹊窝巢五个,瓦烧灰,吹入喉中,愈。

10. 刀斧破伤

韭菜根,陈石灰捣,贴面,阴干,止痛生肌。

11. 跌打损伤

蚯蚓十条、韭菜十根,童便、酒冲服。

12. 老幼脱肛

瓦松连根煎汤,熏洗,立效。

13. 肠风下血

青柿饼五个烧灰,研末,米汤送下。

14. 小肠疝气

小茴香一两、葫芦蒂一两,瓦焙细末,酒送下。

15. 食积痞块

鸡蛋五个、黄蜡一两,铜勺化煎,分十块,每早一块。

16. 小便不通

陈草帽圈,煎水服之,立通。

17. 红白痢疾

臭椿根煎,水服之,立止。

18. 膨闷倒饱

神曲、麦芽各三钱,煎服。

19. 治秃子头

蜂窝一个、明矾五钱、蜈蚣两条,炒焦研细,与菜油搅拌均匀,水煎洗。

20. 蛇皮癣

用烟油、雄黄调抹,神效。

21. 耳底流脓

灯草烧灰、冰片二分,细末吹入耳。

22. 手脚软疼

吴茱萸三两,煎汤热洗,立效。

23. 老少头痛

蚕砂一两,热水冲服,神效。

24. 误吞砒霜

菊花根水浸捣汁,井水灌下。

25. 噎膈奇方

柿蒂十个,烧米酒冲服,三次效。

26. 咳嗽痰喘

姜汁、梨汁、罐头葡萄汁各一杯,白蜜一两调服。

27. 咳嗽咳血

木耳、槐米各一两,炒焦为末,米汤调下。

28. 打皮寒疾

密陀僧六分研末、白糖五钱,烧酒调服,小儿三分。

29. 立止牙痛

青盐、火硝、硼砂各一钱,细末,风火虫牙搽,立效。

30. 结毒疔疮

苍耳子烧灰,香油调搽。

31. 淌黄水疮

槐树枝皮烧灰,香油调搽。

32. 多年产疮

杨树叶、陈石灰,捣烂涂之,立效。

33. 治疥癣疮

水银、大枫子、核桃仁,猪油调搽。

34. 治坐板疮

紫金皮烧灰,麻油调搽。

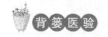

35. 寒湿脚气

花椒三两、葱一斤，煎水熏洗。

36. 鬼箭气疼

红花、白芷、防风各三钱，酒煎服。

37. 经水不调

红花、熟地各一两，煎服。

38. 小儿喉病

活鲫鱼一条，洗净，黄泥封烧，食鱼。

39. 身小羸弱

威灵仙、猴子骨、梧桐皮各五钱，煎洗。

40. 红淋白带

臭椿皮、朱砂、棉花仁各五钱，共研末，每早二钱，豆腐浆送下，空腹服。

41. 绞肠痧痛

明矾泡开水，冲服，立效。

42. 牙齿出血

竹皮二两，醋泡一夜，漱口，即愈。

43. 五淋白浊

竹叶、车前子、木通各一钱，煎服。

44. 九种胃气

沉香、乳香、木香、元胡各三钱，细末，每服三钱，姜汤下。

45. 蛇咬肿痛

鸟粪便，涂搽，立效。

46. 劳伤腰痛

补骨脂、红花各二钱，核桃肉八个，米酒一斤，煎服。

47. 乳花疮疾

黑芝麻一杯，炒焦，研，冷水调涂肿处，立消。

48. 云翳坏眼

谷精草、青黛、海粉各一两，细末，早每服三钱，猪肝七片拌药蒸熟食之。

49. 周身酸痛

当归、红花、木瓜、牛膝、山药，泡黄酒服，效。

50. 脱力虚黄

皂矾（入馒头内，烧灰）二两，红花籽一两，共细末，每早二钱，米酒引。

51. 鼻中出血

胎发，烧灰，吹鼻，立止。

52. 汤、火、炮伤

大黄，细末，麻油调搽。

53. 人咬肿痛

龟头烧灰，菜油调搽。

54. 吃酒不醉

菖蒲、松罗、茶叶各五钱，米饮下。

55. 九子串痹

羊角一斤切碎，瓦焙焦研末，每早二钱，米酒送下。

56. 蜈蚣蝎子咬

雄鸡口内水，抹咬处，立止。

57. 无名肿毒

大黄、姜黄、草乌各五分，葱蜜捣和，搽肿处。

58. 乱舌惊风

雄黄一钱，细末，用烧酒调和，抹舌、手足、身上，立效。

59. 汗斑风点

硼砂三钱，细末，生姜切片，调搽汗斑上，立效。

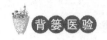

60. 鱼骨鲠喉

威灵仙三钱,砂糖,酒煎服,百骨软如棉。

61. 小儿恶疮

黄连、黄芩、黄柏各一钱,共细末,香油调搽,神效。

62. 治稀便

绿豆半斤,炒焦为末,红糖二两,米汤调服。

63. 神应救苦丹

治诸风百毒如神。

大川乌、肥草乌、苍术、青皮、生地黄、川芎、枳壳、白芍各三钱,五灵脂二两,共为细末,酒糊为丸,每服一钱,烧酒送下,汗出即效。

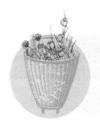

效方与传方

1. **珍珠大发表**

痘发熟表药方：柴胡、羌活、独活、枳壳、前胡、桔梗、防风、荆芥、薄荷、人参、白术、茯苓、甘草、川芎，生姜引。

2. **痘见点分地界**

九味神功散：党参、紫草、生地黄、红花、黄芪、前胡、白芍、牛蒡子、甘草，大枣引。

3. **痘大**

千金内托散：党参、归身、黄芪、白芍、川芎、官桂、甘草、木香、防风、白芷、厚朴、山楂，黄豆米引。

4. **痘如虚战**

异功散加当归、法半夏、木香、肉蔻、附片、厚朴、丁香，生姜引。

5. **痘不吐不利，火盛不退**

千毒散：黄连、黄芩、黄柏、栀子、连翘、土茯苓、白芍、大黄，竹叶引。

6. **痘核结硬肿**

加味紫苏饮：紫苏、人参、当归、前胡、川芎、山楂、桔梗、茯苓、粉葛、陈皮、半夏、牛蒡子、甘草，生姜引。

败毒和中散：连翘、防风、荆芥、黄连、牛蒡子、桔梗、枳壳、前胡、紫草、川芎、升麻、木通、蝉蜕、麦冬、甘草，生姜引。

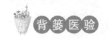

7. 痘毒不解

清解散：荆芥、防风、蝉蜕、桔梗、川芎、前胡、连翘、干葛、紫草、升麻、木通、黄芩、山楂、牛蒡子、黄连、甘草，生姜引。

消毒活血汤：紫草茸、当归、前胡、牛蒡子、青木香、桔梗、生地黄、连翘、人参、白芍、黄连、黄芩、生芪、甘草、山楂，生姜引。

参归鹿茸汤：鹿茸、炙黄芪、高丽参、甘草、当归、桂圆、石羊奶、山甲，黄酒引。

8. 痘症吐

升消平胃散：川芎、香附、苍术、紫苏、厚朴、藿香、砂仁、白芷、陈皮、麦芽、山楂、炙甘草，伏龙肝引。

9. 痘吐泻

香砂和胃散：党参、砂仁、半夏、陈皮、白术、茯苓、藿香、甘草，生姜引。

10. 鱼口便毒肿硬不消

明雄二钱，细末，用鸡子清调甘草水，抹涂即消痛止。

11. 皮肤顽疮经年不愈，梅毒湿性疥癣通治

明雄（火煅制过）三钱，枯矾一钱，轻粉二钱，冰片两钱，调入凡士林三两，搽之。

12. 邓老师传方

主治一切鼻疳、脑疳、喉痛咽疳、下身稍疳、鱼口便毒、天疱疮、棉花疮、果子疮、玉头生疮、女人阴门生疮、妒精疮、下身瘙痒，一切浑身顽疮日久不愈，通治如神。

升倒丹方：水银一钱五分，冰片二钱五分，轻粉二钱五分，火硝二钱五分，白矾二钱五分，皂矾一钱五分，大盐一钱五分，共细末，入罐内。升熟后外加朱砂一钱，辰砂一钱，红粉一钱，明雄一钱，银珠一钱，珍珠三个，麝香五分，硼砂一钱。此八味加减用，与前七味共研细末，口津调枣肉为丸如豌豆大，每服七丸，茶清下，忌生冷、瓜果、韭葱蒜、荤腥之物，戒淫欲，三周症状大好。

13. 败毒用方

防风通圣散：又治伤寒外证，浑身生出疮疹，神效。

防风三钱，川芎三钱，归尾三钱，赤芍三钱，大黄二钱，薄荷一钱，滑石三钱，芒硝二钱，石膏二钱，麻黄二钱，白术二钱，连翘三钱，桔梗二钱，黄芩三钱，栀子二钱，荆芥一钱，甘草一两。自利去硝黄，自汗去麻黄。

14. 疮在上焦用

黄连解毒汤：黄连二钱，黄芩二钱，黄柏三钱，栀子二钱，大黄二钱，桔梗二钱，射干三钱，玄参三钱，山豆根三钱，槟榔二钱，甘草一钱，水煎服。

15. 治疮愈或七窍出血热毒盛效方

四物解毒汤：当归二钱，川芎二钱，赤芍一钱，生地黄二钱，青皮二钱，陈皮三钱，槟榔二钱，半夏二钱，茯苓二钱，土茯苓二钱，连翘三钱，蝉蜕二钱，黄芩三钱，黄连二钱，黄柏三钱，钩藤二钱，姜虫（僵蚕）一钱，全虫（全蝎）一钱，甘草一钱，水煎服。

人参败毒散，泻痢加莲肉二钱，薄荷一钱。

16. 外症用主方

五虎下西川方：大黄二钱，芒硝二钱，滑石三钱，黄芩三钱，枳实二钱，生地黄二钱，防风二钱，苍术二钱，姜虫一钱，全虫一钱，蜈蚣（去头、足，炒）三条，斑蝥一钱，红娘子（斑衣蜡蝉）一钱，荆芥一钱，薄荷一钱，蝉蜕一钱，钩藤二钱，甘草一钱。水煎，空腹。

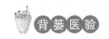

17. 大人小儿通治，内痔眼目不明

内痔散：芦荟三钱，芜荑三钱，木香二钱，青黛二钱，川连二钱，槟榔二钱，石决明三钱，蝉蜕一钱，麝香三分，胡连二钱，胆草二钱，黄柏二钱，吴茱萸一钱，炉甘石三钱，蔓荆子二钱。共细末，兔肝一付或枣红公鸡肝入药，荷叶包扎，放灰火内烧熟，先放眼上滚后食药，百目除根。忌铁器、油腻、荤腥、蒜韭葱发物、生冷食物、盐醋。

18. 老少头痛，不问虚实寒热通治效方

秦艽、苏叶、南薄荷、防风、荆芥、金银花、酒黄芩、玄参、菊花、川芎、枳壳、桔梗，冬瓜药引。

19. 九种心痛，不论虚实寒热，男女通治效方

张先生主传心胃散：广木香三钱，丁香一钱，沉香五分，没药三钱，五灵脂三钱，前胡二钱，麝香三分。

女人用方加元胡、草蔻（醋炒）各二钱。共为细末，每服二钱，用伏龙肝水趁热由椒上灌下去，不用椒用水饮下，立止。

20. 金疮外用

珍珠散：珍珠一钱，汉三七七钱，制象皮三钱，血竭花一两，花蕊石（煅）一两。共为细末，敷贴。

21. 跌打损伤急时止痛用

生半夏、闹羊花（羊踯躅）、川乌尖、草乌尖、川椒、荜茇、细辛、前胡各等分，每服五分，如昏迷麻木不仁，用以姜汤解之。

内服方：三七一钱，血竭三钱，乳香三钱，没药三钱，娃娃鱼二条，汉螃蟹三个，川山甲一钱，红花三钱，尿炕瓦块五钱，金耳环（注：马兜铃科细辛属植物）。共细末，每服二钱，酒引，皮破出血，童便也可。

22. 天嘉里黄先生传方

主治跌打损伤。

棟叶三钱，自然铜三钱，高丽参五钱，汉三七二钱，虎筋骨（酒蒸）三钱，梅片五分。共细末，入发灰少许，入罐内升熟后每服一厘，酒引送下，皮破出血童便引。

广三七五钱，当归一两，血竭花三钱，自然铜三钱，广木香五钱，琥珀三钱，珍珠一钱，梅片一钱，珊瑚二钱，金石斛五钱，金耳环五钱，骨碎补五钱，山甲三钱，木通三钱，草蔻三钱，没药三钱，乳香三钱，阴起石二钱，阳起石三钱，朱砂、硇砂各三钱，茯神三钱，川牛膝五钱，红花三钱，续断三钱，石泽兰五钱，龙骨（油制）五钱，象牙三钱，海马一个，梅花蛇一条。共为细末，每服酒引，皮破童便下。随症用引，头部加细辛，腿部加桑皮引，膀胱肿大加大海子引。

23. 邓先生传方

主治男女打伤总局方。

金耳环三钱，乳香（炒）五钱，没药（炒）五钱，麝香一钱，血竭（炒）五钱，骨碎补（酒炒）五钱，续断五钱，自然铜（煅，醋淬七次）三钱，广木香三两，广三七六钱，儿茶五钱，川牛膝五钱，接骨胆（酒炒）一两，旱螃蟹五个炒，铁棒槌（忌酒）一钱，嫩鹿茸（酥炙）三钱，桑寄生（酒炒）五钱，虻虫（炒）五个，穿山甲（炒）五钱，无名异三钱，倒水莲（炒）五钱，石泽兰（酒炒）五钱。忌铁器，俱用瓦炒、砂锅炒。共细末，每服三钱酒引，皮破童便下。

24. 何老师传方

治一切骨折损伤，效如神。

八仙丹七个，娃娃鱼七个，嫩老鼠七个，土鳖子七个，斑蝥七个，红娘子七个，蜈蚣七个，姜虫七个，麝香七分。共为细末，每服三分，凉水送下。

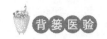

歌诀

> 八仙接骨第一方，起死回生效特常。
> 土鳖鼠子娃娃鱼，斑蝥红娘蜈蚣僵，
> 麝香七分不见火，共为细末一处当，
> 每服三分凉水服，日用三次病安康。

25. 一切疟疾，寒热通治

三一截疟饮：木鳖子（去壳炒）一两，雄黄一钱，朱砂一钱，甘草一钱。共为细末，每服三分一包，未发前两小时，用温开水送下。

26. 主治疟疾方

冷热丸：用黑黄豆二两煮熟，去黑皮，入石臼内捣细末，入砒石三钱细末，为丸如豌豆大，雄黄为衣，每服五粒，冷水送下，未发前两小时服。

27. 心胃寒气痛

加味火龙丹：硫黄二两，白矾八钱，前胡二钱，广木香四钱，干姜四钱，大附子三钱，大黄三钱。共为细末，酒糊丸如豌豆大，每服九丸，用生姜煮酒送下。

28. 小儿肺炎，胸膈气急

大黄二钱，槟榔二钱，二丑二钱，人参二钱。共细末，蜜水调服。

歌诀

> 小儿肺胀喘嗽，人多看作胸喉。
> 大黄槟榔二丑，人参调量稀稠。
> 一次如若不愈，再用蜜水同服。
> 若人不知肺胀，试用缓一时命。

29. 陈老先生传方

九种心痛、胃痛。

吐津丸：五灵脂、前胡、肉桂、广木香、巴君、丁香、白矾、雄黄。共为细末，明雄为衣，酒糊丸。

30. 九种心胃寒痛冷气攻心成方

火龙丸：硫黄一两，白矾四钱，前胡二钱。共细末，荞面糊丸豌豆大，每七丸，姜引。

31. 九种心痛

九痛丸：附片二两，干姜二两，党参一两，吴茱萸一两，巴豆一两，狼毒四两。共细末，炼蜜丸，雄黄为衣，每服三五丸，一日二次，小儿一丸，孕妇忌。

32. 专治顽疼方

九龙神火艾：川乌五分，草乌五分，苍术五分，细辛五分，猪牙皂四分，白矾三分，硫黄三分，火硝三分，广木香六分。共为细末，用黄表卷条，用火燃着熏之即效。

33. 久病胃虚，呕吐月余，不入水谷，闻食即吐

比和饮：党参、白术、茯苓、藿香、陈皮、砂仁、神曲、伏龙肝、生姜、甘草，顺流水煎，陈仓米引。

34. 口吐清水方

苍术二钱，白术二钱，陈皮二钱，茯苓二钱，滑石（炒）二钱。水煎。

35. 热吐不止方

黑栀子、朴硝各等分。共细末，白水送下。

36. 治眩晕主方

参附汤：党参五钱，附片（炮）三钱，干姜（炒）三钱，生姜引。

37. 治妇女麻木不仁，血受风湿

祛风散：生川乌三钱，白术三钱，白芷三钱，附子（炮）三钱，甘草一钱。共细末，每服一钱，酒引调下。

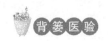

又可服五补丸：黄芪一两，人参五钱，附子（炮）一个，当归三钱，酒芍五钱，天麻五钱。共为细末，炼蜜丸，每服七丸，祛风散送下。

38. 癫狂，喜笑不休，心火盛，脉火滑者，身沉发紧不治

用大盐（火煅）二两，细末，用河水一碗煎服三次，痊愈。

再服解毒汤：黄连三钱，栀子二钱，黄芩二钱，黄柏二钱，半夏二钱。竹叶、竹沥汁、姜汁调服，妙，其效如神。

39. 狂言鬼语，逍遥唱歌欲罢不休

用蛤蟆一个，细末，酒调服。

再服将军汤：大黄四两，酒浸，水煎三次，服。

40. 治癫痫惊狂，为风证总局方

清心滚痰丸：大黄（酒蒸）四两，黄芩四两，青礞石（煅）五钱，沉香二钱，牙皂五钱，朱砂五钱，麝香八分，水牛角五钱，麦冬五钱，枣仁五钱，菖蒲五钱，茯苓五钱，远志五钱，茯神五钱，人参五钱，乳香三钱。共为细末，水丸，每服五十丸，礞石、朱砂为衣，开水送下。

41. 治风痫诸癫大有殊效方

白矾（半生半枯）一两，荆芥二两，雄黄五钱。共细末，麸糊丸米豆大，朱砂为衣，姜汤下。

42. 治思虑即心跳，心中无气，少血烦躁

四物安神汤：当归二钱，茯神二钱，酒芍二钱，生地黄、熟地黄各五钱，川连二钱，白术三钱，枣仁三钱，人参三钱，麦冬三钱，乌梅一个，栀子三钱，酒芩三钱，甘草一钱，辰砂一钱，竹茹一团引，水煎服。

43. 治心胆虚弱，日夜不眠不寐，其效如神

高枕无忧散：人参二钱，半夏二钱，枳实（炒）二钱，竹茹一团，陈皮三钱，石膏二钱，茯苓二钱，麦冬二钱，枣仁二钱，龙眼肉二钱,益智仁三钱,远志肉三钱,山药二钱,酒地黄三钱。姜、枣引,水煎服。

44. 治心痛方

用蜂蜜和酒,煮沸,调枯矾一钱,细末,温水服出汗为妙,即止。

45. 治妇人腹痛(如锥剁,至死不敢着手),六脉洪数,此是肠疫毒也

山甲、白芷、贝母、僵蚕、大黄。水煎服,脓血自小便中出,即好。

46. 妇女梅核气

上胸膈乍痛乍止,牵引背痛,喉咙中噎,时头痛或常日不愈。

半夏厚朴汤:半夏二钱,厚朴二钱,紫苏二钱,茯苓二钱。生姜引,如胸不利加瓜蒌仁、贝母、黄连、吴茱萸(炒)各等分。

47. 治偏坠小肠气痛

猪毛(烧灰),小茴香(盐炒),细末,二钱,酒引下。

槐子(炒)二钱,青盐一钱,空腹酒煎服,立消痛止,其效如神。

48. 治偏坠气疝

青盐二钱,木通三钱,川乌(姜炒)二钱,甘草一钱,硫黄二钱,灯草五分。水煎,空腹,温酒调服。

大黄末,酥,醋调,贴患处,立消痛止。

49. 重舌弄舌方

补脾散:人参二钱,白术二钱,茯苓二钱,陈皮三钱,川芎二钱,炙黄芪三钱,当归二钱,桔梗二钱,白芍五钱,炙甘草一两。细末,每服三钱,生姜汤下。

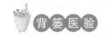

50. 木舌肿硬不柔,心脾实火太盛

泻黄散:藿香一钱,栀子二钱,石膏三钱,防风三钱,川连二钱,黄芩二钱,黄柏二钱,白芷三钱,连翘三钱,归尾二钱,木通三钱,赤茯苓二钱,泽泻二钱,甘草一钱。水煎服。

蒲黄、川黄连、甘草等共细末,调竹沥水,敷舌上效。

百草霜、芒硝、滑石、海盐共细末,酒调敷效。

51. 治小儿痢疾,红痢为主方,神效

川连一钱,白芍一钱,茯苓一钱,陈皮一钱,枳壳八分,黄芩一钱,厚朴八分,生大黄八分,焦白术八分,黄芪一钱,甘草五分。生姜引,水煎服。

红痢,加芒硝;血痢,加酒炒黄芩、当归、地榆、阿胶、川芎等。

52. 治霍乱吐泻

藿香、紫苏、陈皮、厚朴、半夏、白术、白芷、茯苓、桔梗、大腹皮、甘草、生姜引。

腹痛,加白芍;寒冷,加官桂、干姜、砂仁。

53. 搅肠痧,不吐不泻,身出冷汗,欲绝者

炒盐,调童便服,吐则停,不吐则死矣。

54. 转筋霍乱

用生姜一两,捣烂,酒调服,即愈。

55. 治霍乱,上吐下泻

用韭菜捣汁一盏,重汤煮煎服。

56. 除痰方

主治小儿痰结胸,气喘,不省人事。

瓜蒂五分,青礞石(煅红,姜汁淬)一钱,好瓷器(打碎,研细)一钱,硼砂一钱,白矾(半生半枯)一钱。共为细末,每用二厘,薄荷汤调下,入鼻内即愈。

57. 治黄疸病湿热相似状方

茵陈二钱，白术二钱，赤茯苓二钱，猪苓三钱，泽泻二钱，肉桂二钱，苍术三钱，山栀子二钱，滑石二钱，官桂二钱，甘草一钱。水煎，灯心草引。

58. 治大人小儿黄疸病，爱吃泥土方

用黄泥八两，砂糖四两，和泥炒干。细末，黄连膏为丸，空腹，每服砂糖引送下。

59. 治小儿伤食、肚胀、不思饮食方

用煮酒小曲一个，鸡蛋一个，搅匀入盐少许，蒸熟吃之，即好。

60. 二便闭结方

烧皂角细末，米汤饮之。

歌诀

二便闭结甚难医，急炒盐来塞满脐。

蒜片覆盐推艾愈，利便方良少人知。

61. 治大便闭结

用牙皂、葱白滚蜜，入三寸深，即通。

62. 小便不通

葱白一斤，捣烂，入白矾少许，炒热，布包脐。

63. 治脱肛，脉宜小缓滑，不宜洪大急

用乳汁搽肛头，即上。

生蜘蛛七个，捣卷脐上，自下而即反上。

用芭蕉叶盛薄荷水，或以五倍子炒白矾枯水，洗之。

64. 治脱肛

升阳除湿汤：升麻二钱，柴胡二钱，防风二钱，麦芽三钱，泽泻二钱，苍术二钱，神曲三钱，猪苓三钱，甘草一钱。水煎服。

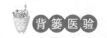

65. 治脱肛总方

升阳提气散：炙黄芪三钱，炙党参二钱，焦白术二钱，当归二钱，白芍二钱，干姜三钱，柴胡三钱，升麻二钱，羌活二钱，炙甘草三钱，防风二钱，黄连三钱，茯苓二钱。水煎，空腹服。

66. 治小儿虫积证

楝陈汤总方：苦楝根皮二钱，陈皮三钱，半夏三钱，茯苓三钱，甘草一钱，君子肉二钱，槟榔二钱，川连一钱，鹤虱三钱，雄黄一钱。水煎，空腹服，姜引。

67. 小儿初生，食管无孔者，乃是肺热闭于肛门

急用金银、玉簪，端正进入行穿孔，再用火针一燃，不可深，将油纸卷条套住，加蜜。尊法，内服四顺汤清凉饮，免再合。

68. 治小儿变蒸，发热咳嗽，痰壅身重，迷闷

惺惺散：四君子汤，加桔梗、天花粉、白芍、细辛、陈皮、半夏，水煎服。

69. 小儿上吐下泻不止

朱妙丸：黄丹、枯矾、朱砂。共细末，枣肉为丸，针尖穿入，灯芯火焰上烧过，每用五七丸，米泔水下。

70. 治小儿疳积食积重，则为痨病

芦荟丸：黄连、胡连、胆草、辛夷（去皮炒黄）、芦荟。共为细末，米泔汤丸麦大，每三十丸米汤下。

71. 小儿口疮，咽喉肿痛

白矾二钱，硼砂一钱。细末吹入，火蜜调。

72. 治男妇夜梦遗精

文蛤（醋炒黑）五钱，每服五分至一钱。

73. 治疟疾方

硫黄、菖蒲、肉桂、甘草、灯心草，酒引。

74. 治传尸痨疾,狂言鬼语,主治鬼祟

水獭肝,细末,每服一钱至三钱,白水送下。

75. 蛇咬肿痛

五灵脂一两,雄黄五钱,细末调服。

76. 疯犬咬伤

木鳖子一个,斑蝥七个,炒糯米一撮。煮木鳖子、糯米,一日加一个斑蝥。

77. 跌打损伤,骨折外伤方

骨碎补五钱,当归五钱,乳香三钱,没药三钱,血竭二钱,儿茶一钱,自然铜(制)四钱,土鳖二十四个。服法:前六味水煎,自然铜、土鳖细末冲服。

78. 火丹疮,开水烫伤,一切火毒之症,其效如神

生地榆(洗净污泥,砸破)四两,黄连(捶烂)二钱。共合一处,入锅熬成膏,用纱布过滤后再熬,加入真菜油少许,涂贴。不论日久,通治。

儿科验方集

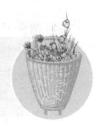

寒证

治小儿诸寒，脾胃不和，腹胀不食。

小七香丸：香附、砂仁、益智仁、莪术、丁香皮、甘松，共细末姜汁丸服。

胃寒呕吐，理中汤，姜枣汤引；口噤寒战，肠鸣，加木香、肉桂、白芍；疝气，加吴茱萸、小茴香、青皮、川楝子、枳壳；吐甚，加丁香；泻痢青白，加木香、半夏；消化不良，加山楂、丁香；寒胀，青筋，喜食热物，大腹皮、槟榔、木香、盐；肠气痛，曲腰，色青白啼哭无泪，加吴茱萸、小茴香、没药、木香。

热证

热证重，木舌，胎受热毒，便结、体黄、口疮、丹毒通治。

三黄丸：大黄、黄连、黄芩。共细末，灯心汤下。

胎热口疮。

五福化毒丹：玄参一钱，桔梗一钱，党参一钱，青黛一钱，赤茯苓一钱，牙硝一钱，甘草二分，麝香三分。共细末，蜜丸芡实大，每服一丸薄荷汤下。

三焦实，热便闭，目赤肿，丹毒口疮，咽痛，木舌、重舌通治。

大连翘饮：连翘、牛蒡子、瞿麦、滑石、车前子、木通、山栀、当归、防风、黄芩、荆芥、柴胡、赤芍、甘草、蝉蜕。水煎服。

胎热，加生地黄；胎黄，加茵陈；目赤，加黄连、羌活；小便赤，加猪苓；大便秘，加大黄、枳壳；便血，加地榆、槐花；小便血，加石莲子、麦冬、生地黄；丹毒，遍体肿，加黄连、水牛角；胎毒，疮疡；加升麻、当归尾；发顺，加羌活、白芷；呕痛，加桔梗、薄荷；重舌、木舌，加黄连、水牛角、朴硝；弄舌，脾热；加石膏。

急惊

截风定搐，化痰镇心安神。急、慢惊风，慢脾风、胎惊、天吊皆治。

金箍镇心丸：雄黄五钱，朱砂三钱，天竺黄五钱，胆星一两，茯苓五两，防风三钱，白附子三钱，牛黄一钱，麝香一钱，山药三钱，蝉蜕十四个，全虫十四个，片脑三分，金箍五十片，姜虫（炒）二十条。共细末，米糊丸，金箍为衣。

痰壅喉中，牙关紧闭。

牙皂、白矾为末，每服少许自开。

行气行痰。

四磨汤：木香、槟榔、枳壳、乌药。上四味不切片，俱用姜汤水磨服。

截风定搐，豁痰安神。

人参羌活汤：柴胡、独活、天麻、前胡、人参、甘草、地骨皮、川芎、枳壳、茯神、羌活、桔梗、陈皮、防风、僵蚕、蝉蜕。姜汁、竹沥引。

痰多，加南星；泻者，加诃子、泽泻；便结，加皂角；壮热、昏迷，加黄连、黄芩；嗽，加杏仁；天吊，加钩藤；心悸，加当

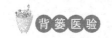

归；目连瞤动，肝风盛，也加青皮、黄连；胸膈不宽，加枳实。

搐鼻散：半夏、细辛、荆芥、牙皂、麝香。共细末，取嚏则效。

慢惊

慢惊、慢脾风。

醒脾散：六君子汤加厚朴、藿香、天麻、木香、干姜、莲肉，姜、枣引，陈米百粒同煎。

语言不出，加菖蒲；泻者，加诃子；厥冷，加附子；搐者，加全虫、蝉蜕。

惊风撮口。

珍珠丸：南星二钱，天麻二钱，白附二钱，杭粉和轻粉共五分，巴豆霜一匙，辛夷二钱，滑石二钱，全虫（麸炒）二钱。共为末糊丸，麻子大薄荷汤送下。一日一丸，七丸除。

惊风。

夺命散：赤脚蜈蚣（去头足）一条，炙焦麝香少许为末，猪乳汁调服。

惊风内动，肚腹紫硬，睡卧不安，多啼，一切风痰。

保命丹：全虫（去足）十四条，防风二钱，姜虫（炒）二钱，天麻二钱，南星三钱，白附子三钱，麝香五分，金箔十四片，蝉蜕一钱，朱砂一钱。热加硼砂、牛黄。共末，迷糊丸，一两做四十丸。

惊风内吊，腹痛，多啼。

乳香丸：乳香五分，没药一钱，沉香一钱，全虫梢十四个，槟榔三钱。共为细末，炼蜜丸，梧桐子大，每服二丸，菖蒲钩藤汤下。

小儿夜啼不止，脏寒腹痛，面青手冷，不吸乳。

当归散：当归二钱，白芍二钱，人参二钱，炙甘草、桔梗、陈皮，煎服。

夜啼，腹痛，面赤，声焦，小便赤，以前三黄丸，人参汤下。

寒胀气满，胸痞喘促，短气烦满，咳嗽痰涎。

沉香降气丸：香附（炒）一两，沉香一钱，砂仁二钱，甘草七钱。共细末，入盐少许，每服二钱，沸汤点之空腹服，去邪恶气。

惊痫

惊痫，牛、马、猪、羊、鸡五痫证。

五色丸：朱砂五钱，珍珠三钱，水银三钱，黄明雄一两，黑铅二两，同水银煅结共用，炼蜜丸麻子大，每服三四丸，金银薄荷汤下。

风痫内热。

细辛大黄汤：天麻五钱，防风五钱，细辛二钱，大黄（炒）三钱，川芎二钱，炙甘草三钱。每服一钱，入水牛角少许煎服。

风痫迷闷，抽搐，吐涎，眼睛直视。

牛黄丸：胆星三钱，全虫六个，蝉蜕二钱，防风二钱，天麻三钱，白附子三钱，僵蚕三钱，麝香三分。共细末，煮枣肉五分，入药为丸，菉豆大，每服二丸，荆芥生姜汤送下。

惊痫心邪热。

七宝镇心丹：远志肉（姜炒）二钱，雄黄一钱，铁粉一钱，琥珀一钱，朱砂一钱，金银箔二十片，麝香三分。共细末，枣肉丸梧桐子大，每一丸麦冬汤下。

伤寒

小儿伤寒治法。

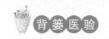

抱龙丸，春用参苏饮：川芎、白芷、麻黄、陈皮、紫苏、香附、升麻、干葛、芍药、甘草。姜、枣引。

有汗，去麻黄；热，加黄芩；咳嗽，加半夏、杏仁；咽痛，加桔梗；肝实，加柴胡；泻，加诃子、木香；头痛，加羌活、藁本；便血，加桃仁；便闭，加大黄、枳实。

伤风

小儿伤风咳嗽，通用。

辰砂抱龙丸：利惊束风，灭痰消热。主治急、慢惊风，伤风伤寒，小儿诸般热证，斑疹，百病皆治。活婴首方。天竺黄（青白者）四钱，胆星（为衣）三两三钱，雄黄（春天减半）三钱，麝香（痘证忌）三分，天麻五钱，防风三钱，甘草三钱。痘行，加天花粉四钱。共细末，蜜丸芡实大，雪水糊丸尤佳，姜汤水、薄荷汤下。

咳嗽

急、慢惊风，痰涎壅盛，搐搦。

保生锭子：胆星一钱，白附子二钱，辰砂二钱，麝香（酒研）二分，天麻（炮）五钱，防风五钱，全虫二钱，羌活五钱，蛇含石（炒，四次水飞）四两，金箔十三片为衣。细末米糊丸锭，每服半锭，薄荷汤送下。

咳嗽气急之症，大有殊效。

定喘紫金丹：淡豆豉一两，砒石一钱。将豆豉浸泡四五日，已软，研烂，和砒石为丸，菜豆大，每次服一丸，仰卧，冷茶送下。

风痰喘嗽，惊热。

疏风化痰丸：半夏（炮）一两，南星二两，白附子一两，明矾五钱。共为末，糊丸，滑石粉或朱砂为衣。

专治顽痰，利积尤妙，脾虚勿用。

礞石滚痰丸：礞石（煅）四两，大黄（酒蒸）四两半，黄连四两半，沉香五钱。共细末水丸米粒大，每二三十丸白汤送下。

治感冒痰盛惊风。

豁痰汤：南星、半夏、橘红、紫苏、黄芩、枳壳、前胡、桔梗、杏仁、姜汁竹沥煎服。

风痰吐涎，加防风；食积，痰黄而黏，加麦芽、神曲、山楂；热痰，吐出成块状，加栀子、天花粉；结痰，加瓜蒌仁；湿痰，加白术；寒痰，加麻黄、干姜。

久嗽，痰喘不止，神效。

一饮花糕：款冬花、茯苓、杏仁、桑皮、五味子、贝母、紫苏、乌梅。细末，加干姜，蜜丸，生姜汤下。

咳而不止，腹泻等症。

天麻五钱，山药一两，款冬花三两，阿胶五钱，罂粟壳二两，乌梅肉二两，桑皮六钱，麻黄五钱，杏仁二两。

小儿寻常感冒。

加味紫苏饮：党参、紫苏、柴胡、陈皮、甘草、枳壳、前胡、白芷、半夏、桔梗、干葛、茯苓、青皮，姜、葱引。

热，加黄芩；痘疹，加升麻；痰盛，加南星、竹沥；风搐，加天麻、防风；项背胸急，加独活；头痛，加川芎、细辛；鼻塞，加细辛、白芷；初嗽，加麻黄、杏仁；痰壅热多，加桑皮、葶苈子；久嗽，加五味子、贝母、杏仁；肺虚唇白，嗽不接气者，加人参、阿胶、糯米；无汗，加麻黄、苍术；太阳中风头痛，倍加羌活。

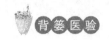

斑疹

疹如麻子，斑如锦，水痘如珠，赤豆红。

四症总因风与热，各分修理莫相同。

加味升麻汤外发之剂：升麻、葛根、芍药、甘草、防风、桔梗、紫苏、苍术、陈皮、枳壳、柴胡，姜、枣煎。

水痘赤豆红，不用加减；疹热不退，加玄参；呕吐，加藿香；泻者，去苍术、枳壳，加诃子、肉蔻；咳嗽，痰，加半夏、桑皮、杏仁、五味子；泻痢后内虚，加茯苓、白术；腹痛，加苍术；衄血，加茅根、生地黄；谵语，加黄芩。

小儿斑疹伤寒不治症诀

病人目陷口开张，身臭唇青命不长。

更看人中反向上，爪甲青黑命将失。

口中冷气出无归，斑黑昏沉不透肌。

发直毛焦兼喘急，汗如珠粒定难医。

吐泻

小儿吐泻何以分，伤食冷热风就因。

肚热脚冷不饮食，日晡潮热往来生。

面黄腹痛呕酸吐，泻而不化兼臭腥。

吐泻，以益脾胃为主。

七香丸：香附、砂仁、益智仁、陈皮、莪术、丁香皮、甘松。细末，生姜汁引。

香棱丸：消积温脾。川楝子（炒）一两，茴香（炒）一两，莪术（炒）一两，木香五钱，三棱五钱，青皮五钱，丁香一钱，枳壳三钱。共细末，醋糊丸如菜豆大，每服二三十丸。

治吐泻如神。

木香豆蔻丸：诃子（煨）四两，干姜（炒）三两，木香五钱，豆蔻五钱。共细末，麸糊丸。夏月，减干姜，加黄连。

五苓散：分理水火。猪苓、番泻叶、茯苓、白术、肉桂、姜、枣，煎服。吐泻并作，加藿香、木香、苍术；寒泻，腹痛，乳不清，加炮姜、炒芍药；热吐，泻下黄水，如筒状，加炒黄芩、炒黄连；久泻，加诃子、肉蔻；久吐，加丁香；伤食，吐泻酸腥臭，加山楂子、神曲、麦芽、枳壳；伤食，加槟榔、草果仁；小便不利，加滑石、木通；虚渴，加麦冬、人参、天花粉；湿虚，加半夏，倍白术；饮食不进，加益智仁；腹部虚胀，加莱菔子、大腹皮；胃痛，加草果、豆蔻、山楂、木香；胸憋闷，加枳实；痰多，去肉桂，加橘红；伤暑者，加黄连、扁豆；小腹痛，加盐炒吴茱萸；胃气不足，加人参、炒芍药。

疟疾

青皮饮：消导，和顺，引火。青皮、苍术、厚朴、陈皮、甘草、茯苓、半夏、柴胡、黄芩、草果仁、枳壳、紫苏、川芎、香附、姜、枣煎。

截疟不二饮：槟榔、草果、知母、贝母、陈皮、枳壳、苍术、半夏、柴胡、常山、乌梅。用水、酒各半，姜三片，煎半盏露一宿，第二日五更服。

痢疾

导滞汤：槟榔、枳壳、黄连、甘草、芍药、厚朴、升麻、山楂、神曲。初起者，去升麻，加大黄、芒硝，生姜三片引。

香连丸：黄连二两，吴茱萸二两，木香三钱。共细末，神曲糊丸，菜豆大，每服三十丸。

养脏汤：平调五脏，去积和中。白术、厚朴、陈皮、茯苓、

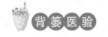

甘草、槟榔、枳壳、木香、黄连、川芎、芍药、莲肉、诃子,姜、枣煎服。赤痢,加地榆、当归;白痢,加干姜;赤白痢,加当归、干姜;血热,加生地黄、黄芩;腹痛,加乳香、没药;久痢,加罂粟壳;噤口痢,加莲子米;干呕,加藿香;肺热,加柴胡、知母;无气下,加人参、柴胡;胸胀,加砂仁;烦渴,加麦冬、五味子、天花粉;里急后重,加枳壳、木香;小便不利,加滑石、猪苓、泽泻。

疳积

五疳者,心、肝、脾、肺、肾也。四肢细枯,尿浊,肚大青筋,眼生翳膜白睛,虚惊摇头,吃泥土,气喘,骨瘦如柴等。

治内疳眼总方,神效。

芦荟二钱,石决明二钱,吴茱萸二钱,连翘二钱,黄柏二钱,鹿角胶(将角夹烧成霜,入碗中,烧酒内煅过)二钱。共细末,入兔肝或公鸡的枣红色肝内,烧蒸熟,食之。忌辛辣铁器物。

主治肚大,青筋,骨瘦如柴,不思饮食。

五疳消积散:三棱一斤,莪术一斤,神曲二两,麦芽二两,青皮二两,山楂二两,川楝子二两,黑丑二两,槟榔二两,陈皮二斤,莱菔子四两。共细末,麦麸糊丸,每服二三十丸,米汤送下。

肥儿丸:胡连三钱,芦荟三钱,麦芽三钱,燕麦三钱,使君子五钱,黄连五钱,木香五钱,槟榔五钱,肉蔻五钱,神曲一两,白术一两,茯苓一两,秦艽一两,地骨皮一两,胆草一两。胃虚,加人参五钱。共细末,醋泡神曲糊丸,芡实大,每服二三十丸。

治骨蒸潮热,五疳羸瘦,五积六聚,惊风伤寒,发热,渴,

小便闭塞，伤暑伤积。

脱甲散：柴胡、当归、胆草、茯苓、人参、甘草、川芎、麻黄、知母，葱白、莲须引。

积聚

胸膈痞气不升降，吞酸或痢或泻，发热，不思食，喘急不安等症。

加减流气饮：木香、枳实、莪术、三棱、陈皮、青皮、槟榔、苍术、草果仁、大腹皮。便闭，加大黄；身热，加柴胡；内热，加黄连；胃痛，加益智仁、草蔻；腹胀，小便不利，加桑皮、紫苏；呕吐，加藿香、半夏；冷积，加肉桂、干姜、砂仁。

脾胃

主治脾胃不和，吐泻伤食，虚渴唇白。

助胃膏：木香三钱，干姜三钱，炙甘草三钱，山药一两，莲肉一两，白术一两，茯苓一两，肉蔻四钱，诃子四钱，神曲五钱，麦芽五钱，人参二钱，砂仁二钱，丁香皮一钱，白蔻一钱。共细末，蜜丸芡实大，白汤送下。

人参养胃汤：苍术、厚朴、陈皮、炙甘草、茯苓、半夏、白芍、人参、白术，姜黄米同煎服。呕吐，加藿香、木香；泻，加肉蔻、诃子；腹胀，加枳壳、大腹皮。

脾胃病亦常用四君子汤、六君子汤、异功散。

肿胀

治四肢浮肿，气喘短急。

分心气饮：桔梗、茯苓、陈皮、桑皮、枳壳、大腹皮、草果仁、半夏、苏子、木瓜、木通、木香，姜、枣加灯心草下。小便

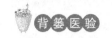

不利,加猪苓、番泻叶;腹泻,加肉蔻;腹痛,加肉桂、砂仁。

治脾湿虚肿。

补脾饮:四君子汤,加厚朴、陈皮、青皮、木瓜、木香、干姜、砂仁、大腹皮,姜、枣、灯心草引。吐泻痢后服之。

自汗盗汗

止汗散:旧蒲扇,火烟去火毒,存性,研末,每服三钱,温酒送下。

黄芪六一散:黄芪六钱,甘草一钱,水煎服。

腹痛

消积丸:丁香九粒,砂仁十二个,巴豆(去油)少许。上为细末,麸糊丸,黍米大,每服二三丸,温开水下。

治胁热腹痛。

四顺饮:赤芍、当归、甘草、大黄。下利,去大黄;中风邪,加麻黄;中风,眼直上视,加独活。

治壅塞腹痛。

七气汤:半夏五两,党参二两,肉桂二两,甘草、陈皮、香附、干姜,姜、枣引。

虫积

治虫痛。

集效丸:木香、鹤虱、槟榔、诃子、炮附子、芜荑、干姜、大黄(炒)、乌梅。共细末,炼蜜丸,陈皮汤或热醋汤下。

用鸡子炒白蜡,陈酒糊丸服。

一方楝根皮,用二陈汤送服。

一方干漆炒尽灰,细末,同鸡子炒,食之。

夜啼冷痛

用清油灯花七颗，涂乳头上，儿吸吮之，神效。

治壮热夜啼。

碧霞散：柏叶半两，南星、僵蚕、全虫、郁金、雄黄一钱。共细末，薄荷汤调下。

变蒸

益气散：木香、白术、人参、茯苓、防风、川芎，姜三片，水煎服。

解囟

肾经主髓脑为海，头缝开时肾气亏。

面多㿠色睛多白，长而少笑瘦而羸。

顿服地黄丸补肾，柏子三辛救此危。

治头囟不合。

柏子仁散：防风二两半，柏子仁一两。共细末，乳汁调涂。

治脑角大囟不合。

三辛散：细辛半两，桂心半两，干姜一钱。共细末，乳汁调，调涂，面赤效。

赤游风

赤游丹毒从何起，只因热毒客腠理。

气血相搏发皮肤，知母过食煎炒取。

烘衣未冷与之穿，赤肿游至遍体矣。

白玉散：樟脑二两，轻粉一两，石膏（煅）六两，红粉五钱，冰片一钱。

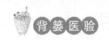

防己散：防己半两，芒硝二钱半，水牛角二钱半，黄芩二钱半，黄芪二钱半，升麻二钱半。上为末，竹叶煎汤下。

语迟

治心气不足，舌本无力。

菖蒲丸：菖蒲二钱，丹参二钱，赤石脂三钱，人参半两，天冬二钱，少加黄连，共末，蜜丸，食后服。

滞颐

只为脾窍津液分，涎流出口滞于颐。

只为脾虚无药活，温脾温胃世间稀。

温脾丹：半夏曲、丁香各一两，干姜半两，白术半两，青皮半两，陈皮半两。共为末丸，每岁十丸，米汤下。

温胃散：半夏四两，人参四两，甘草四两，干姜四两，肉蔻四两，白术四两，丁香一两。共细末，每服三钱，生姜煎水，食前服。

癞头疮

小儿生出癞头疮，满头疙瘩出脓浆。

父母胎前肉情欲，致儿生下受灾殃。

脱蜕散：胡荽子、伏龙肝、乌龙尾、黄连、白矾。共为末，麻油调敷。

抹散：松皮（研，存性）二两，黄丹（火煅）一两，白矾（水枯）五钱，大黄三钱，轻粉四钱，白胶香（火煅）二两。共细末，香油调抹。

扫丹：松香四两，麻油四两。先将青布撚成条，入松香内，将油浸透以器承之，两头着火滴油于器内，取油搽之。

重舌

蒲黄散：竹沥汁调蒲黄粉，服之。

黄柏末粉，入竹沥汁浸，点之，神效。

木舌

黄葵花一两，黄丹五钱。共细末，点七次。如舌肿满口者，用梅花脑点舌，即消。

泻黄散：主治弄舌不愈，服之如神。见后方。

鹅口

> 白屑满口如鹅口，心脾热盛发口疮。
>
> 胎毒重熏之此致，乳腭悬疤著承浆。
>
> 此名重腭因脾热，即用刺破免生发。

泻心汤：方见前，蜜水调服。

一方：黄柏末敷，效。

治白屑满口。

调黄散：枯矾一钱，牙硝五钱，朱砂二钱。上为细末，每用一字，取鹅口涎调涂舌上，以手指缠乱发，找到白屑处，然后敷药，效。

主治鹅口。

用地鸡擂水涂之，即砖下扁虫也。

主治舌上生疮，壮热，伤风等症。

七保散：麻黄、白术、当归、大黄、赤芍、荆芥、前胡、生地黄、甘草。等分，薄荷汤下。伤风，生姜引；惊，加辰砂。

治验总论

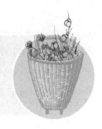

儿科治验

急惊

半夏、牙皂，共细末，每用少许吹入鼻，取嚏则效。

加味败毒散：羌活、独活、前胡、柴胡、茯苓、党参、枳壳、桔梗、天麻、全虫、姜虫、白附子、地骨皮、川芎、甘草，生姜三片，水煎服。

小儿潮热惊啼。

木通、车前子、赤茯苓、麦冬、蝉蜕、防风、白芍、甘草、灯心草，水煎服。

惊后恍惚虚怯。

安神散：人参、茯苓、远志肉、天麻、白附子、麦冬、全虫、莲肉、茯神、朱砂。共为细末，灯心汤下。后用六君子汤、益气汤、抱龙丸。

慢惊

夫慢惊者，外感内伤，吐泻，寒热大病之后，痰涎不利。

加味和中散：六君子汤加全虫、天麻、细辛、薄荷、甘草，姜、枣引，或乳母服之亦可。腹痛，加木香，去细辛。

元气虚损整日昏迷，急灸百会穴。气脱者，不治之证，脾虚不能作涎而作痰疾，吐泻不食，神昏气弱，通治如神。

人参二钱，白术二钱，茯神二钱，山药二钱，乳香二钱，朱砂二钱，赤石脂（醋炒）七分，麝香一钱，茯苓三钱。共细末，糕丸金箔为衣，薄荷汤下。

睡多惊啼，面黄肌瘦，不食。此乳母服之，酿乳法。

木香、沉香、藿香、丁香、陈皮、人参、神曲（炒）、麦芽（炒）、苏叶，姜、枣引，水煎，食后服。

慢脾

夫慢脾者，面赤额汗，舌短头低，眼合不开，睡中摇头，吐舌噤口咬牙，手足微搐，不收或身冷或身温而四肢寒。

四君子汤加苍术、干姜、附子、羌活，姜、枣引，水煎服。

内虚昏迷不醒。

大醒脾散：四君子汤，加橘红、丁香、南星、全虫、天麻、白附子、山药、木香、莲肉、菖蒲、肉蔻、砂仁、甘草，姜、枣引。

诸疳

小儿肺细为疳瘵，虎口纹白及面白色者是。夫疳者，乳哺不调，血气不足。五疳以脾家积，治为主，十五岁后为瘵。

面黄肌瘦，肚大青筋，大便色白，小便浑浊，疳证也。

消疳汤：山楂、白芍、姜连、茯苓、白术、泽泻、青皮、甘草，姜、枣引。

疳疾发热，骨瘦如柴，肚大青筋。

消疳退热散：山楂、乌药、槟榔、使君子仁、芜荑仁、木通、黑丑、大黄、柴胡、莪术、枳壳、黄芩、甜葶苈、灯心草、竹茹，水煎服。

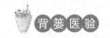

小儿肝胆热毒瘰疬疮疥，耳内耳下生疮，痛疽，一切疮疡发热。

九味柴胡汤：小柴胡汤，加栀子、胆草、当归、芍药，水煎服。通治以六味丸。

感冒

寒热咳嗽，痘疹，惊风，抽搦等。

人参败毒散，加薄荷，姜、葱引。

羌活膏：党参、羌活、独活、前胡、川芎、桔梗、天麻、薄荷、地骨皮、甘草。共细末，炼蜜丸，每服一丸，姜汤下。

伤食

脉滑，宿食，脾胃积。脉沉者，乳不消也。

治伤食百病。

万亿丸：朱砂、巴豆、寒食面，先研砂、豆，后将寒食面酒糊丸，入前药，丸粒米大，用量不过三五七丸。

感冒，姜、葱引；伤食，茶引；心痛，醋炒艾叶汤下；暑热，冷水下；腹胀，姜汤下；霍乱吐泻，亦可痢疾茶下；惊风，薄荷汤送下。

主治外感内伤。

太和丸：紫苏、香附、陈皮、羌活、苍术、川芎、枳壳、山楂、神曲、麦芽、甘草，生姜引。

小儿腹胀，青筋，肚硬，食积。

黑丑（半生半熟）三钱，槟榔三钱，木香五分，共为细末，每服五分，黑砂糖调入，滚水服，立效。

吐泻

黄丹、朱砂、枯矾各等分，共细末，枣肉丸，针尖穿入，灯芯火焰上烧过，每服三四丸，米泔汤送下。

吐泻不止，虚寒肠鸣胀痛，脾胃弱不食等。

助胃膏：五味异功散，加木香、砂仁、丁香、白蔻、肉蔻、官桂、藿香、山药，炼蜜丸服。

四时不正之气，宜藿香正气散主之；胃弱，异功散主之。

夏秋之月发生伤暑吐泻。

加减茹苓汤：猪苓、白术、泽泻、茯苓、甘草、黄连、竹茹、干葛、天花粉，生姜引。

热盛，加石膏、知母；泻，加升麻；腹痛，加白芍、肉桂。

受惊吐泻。

七味白术散：四君子汤加藿香、木香、干葛，姜、枣煎。

泻后慢惊，加山茱萸、扁豆、肉蔻；惊已发，加细辛、天麻、全虫、白附子；冬月胃寒，加丁香。

儿吐不定神方：五倍子（一生一熟）两个，甘草一握，用湿纸包，煨过，共为末，每服五分，用米泔水调下。

痢疾

初起。

清热化滞汤：黄连、吴茱萸（汤炒）、白芍、陈皮、茯苓、枳壳、黄芩、甘草，生姜引。便积，加大黄、芒硝。血痢，加当归、地榆、黄芩（酒炒）。白痢，加厚朴。赤白，加川芎、归尾、桃仁、红花、滑石、黑姜。久虚，加白术、黄芪，去茯苓、黄连、枳壳。赤痢久虚，去黄芩、黄连，加当归、阿胶、川芎、白芍。里急，加木香、槟榔。腹痛，加元胡（延胡索）、川芎、白芍、枳壳。小便赤，加木通、猪苓、泽泻。下如豆汁，加苍术、白术、防风。食积，加山楂、神曲、麦芽、枳实。

久痢泻虚，以益气汤主之。

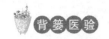

疟疾

诸疟通用。

清脾饮：厚朴、青皮、柴胡、草果仁、白术、茯苓、黄芩、半夏、甘草，枣煎。

小便赤，加猪苓、泽泻。

停食感寒呕吐。

养胃汤：平胃散，加半夏、茯苓、党参、草果、藿香、乌梅、生姜。

久疟不止。

截疟饮：苍术、白术、陈皮、青皮、柴胡、黄芩、猪苓、泽泻、常山、甘草，姜、枣煎。有汗热多，加党参、知母、前胡、黄芪。无汗，加干葛、紫苏。寒多，加干姜、草果。痰多，加半夏、贝母。食积，加山楂、神曲、麦芽。夜发为阴分，加当归、升麻。三二月发者，去苍术，加人参、黄芪、乌梅。单寒，去柴胡、茯苓、泽泻，加干姜、附子、人参。肚痛，加厚朴、槟榔。室女，热入血室，合小柴胡汤。五月五日用黑豆四十九粒，先日以水泡去皮研烂，入砒石五分，同研为丸黄豆大，雄黄一钱为衣，阴干。未发，先早晨无根水下一丸，忌酒热物一时，忌腥荤之物生冷三日。

痰喘

治小儿痰灌膈去风。

青礞石（煅末），炼蜜丸，每七八丸，薄荷下。

定喘汤：麻黄、苏子、桑皮、白果、款冬花、甘草、黄芩、半夏、杏仁，水煎白沸。

人参冬花膏：党参八钱，紫菀一两，冬花八钱，桑白一两,贝母三钱,桔梗三钱,紫苏五钱,槟榔五钱,木香五钱,杏仁八钱,五味子八钱,马兜铃三钱。共细末,炼蜜丸龙眼大,每服一丸,姜汤化下。

咳嗽

春夏秋伤风咳嗽,风症喘急寒热。

雄朱丸:胆星一两,天花粉一两,薄荷六钱,荆芥六钱,防风六钱,天麻六钱,羌活六钱,朱砂六钱,雄黄六钱,麝香三钱。细末粳米饭丸,薄荷汤服。

冬月感寒咳,夜不得睡,以此发之。

九宝饮:薄荷、紫苏、大腹皮、麻黄、桂枝、桑白、杏仁、陈皮、甘草,生姜三片,乌梅一个,水煎服。通用参苏饮治之。

小儿一切咳嗽。

麻黄、杏仁、桔梗、甘草、知母、贝母、款冬花、黄芩、紫菀、黄连、香附、胆星。共细末,丸服。

小儿搅肠痧,心腹腰诸痛。

雄黄二钱,焰硝二钱。共细末,点眼角。

噤风

夫噤风者,小儿口噤眼闭,口吐白沫,啼声渐小,初生尤得者。

定命散:蝉蜕(去口足)十四个,全虫(去毒)十四个。共细末,轻粉少许,和之,乳汁调服。

胎热 胎寒 胎肥

小儿生下,身热面赤,眼闭,口中气热,二便闭结,宜乳母服药。

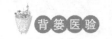

生地黄三钱,泽泻三钱,猪苓三钱,赤茯苓三钱,天花粉三钱,茵陈一钱,甘草一钱。水煎服。

母孕受寒,生下再感寒,四肢厥冷,口白沫,便青黑,腹痛,寒惮。

当归二钱,黄芪二钱,桂心二钱,黄芩二钱,细辛二钱,龙骨(研)二钱,赤芍二钱。共细末,每服一钱。

不尿 夜啼

小儿不尿,脐四旁如有青黑色者,撮口不可治也。

葱乳汤:葱白,切作四散,乳汁半盏,同煎,四服即通,不饮乳者即饮。

小儿夜啼者邪热乘心也,化火膏,令儿吮之。

小儿啼不止,心虚热。

安神散:人参一钱,黄连(姜汁炒)一钱,甘草五分,竹叶二十片,生姜一片。煎服。

一方用乱发烧灰,酒调服。

蝉蜕(用后半截)七个,细末,薄荷汤或酒调下,服用后止啼。

中恶 天吊 鹅口

中恶者,冒犯邪气也,心腹刺痛闷乱,欲死等。

辟邪丹:降香五钱,白胶香五钱,沉香五钱,鬼圪针五钱,胆草五钱,人参五钱,茯苓五钱,雄黄五钱,麝香一钱。炼蜜丸,乳香汤化下。

天吊,潮热,卒中,恶毒。

钩藤五钱,人参五钱,水牛角五钱,全虫二钱,天麻三钱,甘草三钱。作四剂,水煎。

儿鹅口疮，胃中湿热，儿口中百病，咽喉肿塞，热毒。

牛黄散：牛黄、冰片、硼砂、辰砂、雄黄、青黛、牙硝、黄连、黄柏。共为细末，乳汁调，入口内。

口疮

川黄连，细末，每服一字，蜜水调下。

一方吴茱萸末，醋调敷脚心，后夜即愈。药热能引热下行。

满口白烂。

五苓散，加木通、生地黄、甘草，水煎服之。

小儿白口疮。

黄丹同巴豆仁炒焦，去豆，用丹搽口。

重舌　木舌　弄舌

重舌。

归尾、连翘、白芷、大黄、炙甘草，水煎服。

木舌。

方一：藿香、栀子、石膏、防风、甘草，水煎服。

方二：百草霜、芒硝、滑石（细末），酒调敷之。

弄舌。

微出露而即状名曰弄舌，大病后难治。五味异功散，加白芍、川芎、当归、炙黄芪，生姜引，水煎服。

牙疳

阳明病属热也，齿腮肿，流涎。

清胃升麻汤：升麻、川芎、白芍、半夏、干葛、防风、黄连、石膏、甘草、白术、白芷，水煎服。

漱口，去白术、半夏。

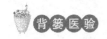

治走马疳。

立效散：青黛一钱，黄柏一钱，枯矾一钱，五倍子一钱。四味细末，米泔水漱口，后敷药，立效。

异食症　丹毒　喉痹

脾虚胃热，清脾养胃汤，治吃泥土。

石膏、黄芩、陈皮、白术、茯苓、胡连、君子仁、甘草，水煎服。

吃土。

黄连汁煎干黄土泥，和为饼服之，立效。

儿丹毒，赤肿风热，狂躁，卧睡不安，遍身丹毒，痘以出未出。

水牛角消毒饮：牛蒡子、芥穗、防风、黄芩、水牛角、甘草，无水牛角可用升麻。

丹毒，赤游风。

用蚯蚓粪、皮硝，共细末，汲水调涂，干再换。

儿喉痹，会厌两旁肿，为双蛾，易治。一旁肿为单乳蛾，难治。乳蛾差，小者为喉痹，热结咽喉肿为缠喉风，暴死者为走马喉风症。

甦危汤：桔梗、山豆根、牛蒡子、芥穗、玄参、升麻、防风、甘草，竹沥五筒引，煎服。

重木舌，口内生疮，肿痛，水浆不下。

碧雪、青黛、硼砂、焰硝、蒲黄、甘草，共细末入咽喉。

治喉痹，乳蛾气绝者。

巴豆打碎，入绵裹，塞鼻孔，在左塞右。

治喉痹，口舌生疮，喉风。

用腊月黑牛胆一个，入白矾二两，银珠五钱入胆内，阴干，取出研末，吹喉、敷口疮，神效。

眼疾　耳疾　鼻疮

小儿两眼肿痛，上焦火盛也。

乳香五分，没药五分，雄黄三分，火焰一两，黄丹一分。共细末，每用少许，吹两鼻孔。

小儿两眼肿痛难开。

黄连、姜黄、牙皂、朴硝，共细末，水调，敷太阳穴及手足心，加葱白捣烂同贴。

妙方：生地黄（捣汁）一两，新汲水调贴两脚心，布袋扎之，效。

小儿雀目，不计时月。

苍术二两，为细末，每服一钱。羊子肝一具，以竹刀劈开入药，再纳入米泔煮熟，先熏眼后服药。

小儿耳肿痛，三阳风。

热宜升阳散火汤加黄柏、知母。

上热，耳出脓汁，痒。

清肾汤：防风、天花粉、贝母、黄柏（盐炒）、茯苓、玄参、白芷、蔓荆子、天麻、半夏、甘草，生姜引。

小儿耳后月蚀疮。

烧蚯蚓粪，合猪脂，贴之。

小儿耳出脓汁，痛痒。

枯矾，细末，吹入；或五倍子，烧存性，吹入；或抱出鸡卵壳，炒黄色，细末，香油调，灌耳内，急止。

小儿鼻疮，属于风湿乘肺，鼻下两旁湿痒烂肿，通孔。

泽泻、郁金、栀子、炙甘草，共细末，食后，甘草汤调下。

小儿鼻疮久不愈者。

百草霜细末，每服五分，冷水调下。

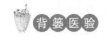

头疮　脐疮　虫积

小儿头生肥疮，瘙痒，成脓，水不止。

用一扫光一钱，细茶一钱，水银（入茶同研）一钱，牙皂二钱，花椒二钱。细末，香油调搽。

经年不愈者。

白矾五钱，胡粉一两，水银一两，黄连一两，黄芩一两，大黄五钱，苦参四钱，松脂四钱，蛇床子一两。共细末，腊月猪肝调和，敷之。

小儿脐疮，外伤于风邪以致发作。

枯矾、龙骨（煨），共细末，搽之。黄柏末贴之，或蚕卵烧灰存性掺之，亦可。

小儿腹乍痛乍止，口中出清水与虫痛也。

使君散：明雄五分，君子仁二钱，槟榔三钱。共细末，每服一钱，苦楝根皮汤送下。

小儿虫痛。

用巴豆（去壳油）一枚，朱砂一粒。共细末，鸡子破孔去白，将粉末调入鸡子内，蒸熟，令儿食之。或茶清下，打下虫，效。二陈汤，加楝根皮、生姜下。

女子肚大，腹胀，虫积，瘦弱。

用荸荠食之，打下虫积，腹胀立消。

尾骨痛　阴肿疝气　盘肠气

小儿尾骨痛者，是阴气痰火也。

滋阴化痰汤：四物汤和二陈汤，加黄柏（酒炒）、知母（酒炒）、官桂（引），或前胡、木香。痛裂，加乳香、没药，茶引。

小儿阴肿，疝气，寒邪物也。

五倍子(烧存性),末,和酒服,出汗为妙。

小儿疝气,气偏坠。

槐子(酒炒)为末,入盐三分,黄柏汤调下。

治小儿疝气,小腹痛,腰背曲直不能伸者。

青皮五钱,陈皮五钱,三棱五钱,莪术(炮)五钱,木香五钱,槟榔五钱,川楝肉五钱,芫花(醋炒)五钱,肉桂三钱,黑丑三钱,巴戟天一钱。共细末,面糊丸麻子大,每服三丸,空腹一次,午前一次,姜汤送下。用葱围蚯蚓粪,以甘草汁或薄荷汁调涂肿处,立消痛止。

小儿阴囊忽肿,或坐地多时被虫蚁吹者,或风邪所致。

用蝉蜕五钱,煎水熏洗。再内服五苓散,灯心草引。

小儿盘肠气痛,腰曲,干啼,额汗,脚冷,此生下感受风邪冷。

急用热葱熨脐,小便出尿则愈。内服乳香、没药细末,木香汤送下。

脱肛 遗尿 尿浊

小儿脱肛。

黄芪、党参、白术、柴胡、升麻、当归、白芍、干姜、羌活、炙甘草、防风、黄连、茯苓,水煎。或以五倍子炒,煎汤洗之。

小儿遗尿者,膀胱冷弱。

益智仁七个,桑螵蛸(末)七个,酒调,煨白果肉七个,送下。补骨脂,炒为末。每服一钱。或六味丸,加破故纸(补骨脂)、益智仁、党参,煎服。

小儿睡中尿不觉者。

官桂(细末),雄鸡肝一具,捣丸小豆大,日三次,温服。

小儿大便遗细粪者。

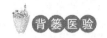

用枯矾、牡蛎（煅），共细末，米汤调下。

小儿尿浊者。

澄清饮：白术、茯苓、白芍、黄连（姜炒）、泽泻、山楂、青皮、甘草，水煎服。

一用煮酒小曲一个，炒末，每服五分，酒温调下。

便血 下淋 吐血 便闭

便血者。

用生地黄汁，入蜜少许，温服。或以生蒲黄、血余炭各一钱，为末，生地黄汁、米饮或乳汁调服。

下淋者，膀胱有热，水道不通。

赤茯苓、赤芍、栀子、黄芩、当归、甘草，灯心草引。一方加生地黄、泽泻、木通、车前子、滑石。

小儿吐血。

黄芩，细末，炼蜜丸，盐汤化下。血不止，黄连末，淡豆豉调汁，入筒，隔水煮。

一方柏枝、藕节，共细末，调蜜一勺，煎服。

小儿便闭。

先用口以吸入状，在小儿脚心，手心，前、后心脏处和脐下这七处用力吸至红色，立通。

小便不通。

儿茶一钱，细末，萹蓄煎汤送下。

大便不通。

没药散：大黄、没药、枳壳、桔梗、木香、甘草，生姜三片，水煎服。

一方用蜣螂一只火上烘干。大便闭，用上半截；小便闭，用下半截；二便全闭，用细末，新汲水调服。

肿满 黄疸 汗证 解𩖠 鹤节[1]

小儿肿满者，土虚亏水也。

加味五皮散：五加皮、地骨皮、姜皮、腹皮、苓皮、姜黄、木瓜，水煎。

一方：去五加皮，加陈皮、桑白皮。

妙方：黑丑（半生半熟），细末，木香汁、桑白汤送下。

小儿黄疸，寒热呕逆，饮生水，身黄不食，小水不利。

茯苓渗湿汤：茯苓、茵陈、山栀、黄连、黄芩、防己、白术、苍术、陈皮、青皮、枳壳、猪苓、泽泻、木通。

伤食，加神曲、麦芽、砂仁，水煎服。

小儿盗汗，潮热往来。

胡连、柴胡，细末，蜜丸，酒少许。

虚汗者。

人参三钱，当归三钱，细末。

入雄猪心，一个分三片，每片用药三钱，水煎服，收敛心气，固汗。用五倍子为末，津调涂脐中，一宿即止。

一方：牡蛎（煅）二钱，炙黄芪一两，生地黄一两，水煎服。

小儿解𩖠，生下囟门不合也。

人参地黄丸：人参一钱，熟地黄四钱，嫩茸三钱，山药三钱，茯苓三钱，丹皮三钱，山茱萸三钱。细末，蜜丸人参汤下。

小儿鹤节，血气未足，肌瘦骨节露脱。

当归地黄丸：酒熟地八钱，山茱萸五钱，山药四钱，泽泻三钱，丹皮三钱，茯苓四钱，当归三钱，川牛膝四钱，嫩茸二钱。炼蜜丸，服。

---

[1] 鹤节：小儿肌肉瘦薄，骨节显露。

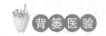

行迟　语迟　齿迟　龟胸　龟背

小儿行迟者，肝肾虚不足。

地黄、鹿茸、牛膝、五加皮。细末，炼蜜丸，空腹盐汤送下。

小儿语迟者，心气不足也。

菖蒲、人参、麦冬、川芎、远志肉、当归、乳香、朱砂。炼蜜丸，糯米汤下。

小儿齿迟者，肾不足也。

川芎、山药、当归、白芍。共细末，白汤下。山药粉擦，牙根即生。

小儿龟胸，肺热腹满胸高起也。

大黄、天冬、百合、杏仁、木通、枳壳、桑皮、葶苈子（隔纸炒）、石膏。共细末，炼蜜丸。绿豆大，温水饮下。

小儿龟背者，乃生下后风邪入于脊肌髓成也。

枳壳、防风、独活、大黄、前胡、当归、麻黄。共细末，面糊丸，米汤下，食后服。

滞颐　囟陷　囟填　手蜷　脚蜷

小儿滞颐，乃脾胃虚冷、涎流不收，渍于颐间也。

温脾丸：半夏、木香、丁香、白姜、白术、青皮、陈皮。共细末，姜汁糊丸，米汤送下。

小儿囟陷，乃脏腑有热，饮水过度而成泻痢，久则虚脱，不能上交脑骨，如坑不得满平。

宜用黄狗头骨炙为末，鸡子清调敷，即合。

小儿手拳者，肝气怯弱致筋脉挛搐，两手伸展无力。

当归、薏苡仁、秦艽、米仁、枣仁、防风、羌活。共细末，炼蜜丸，麝香汤化下。

小儿脚拳者，乃肾气不足，脚趾蜷缩无力、不能伸放。

川牛膝、山茱萸、人参、归身、牡丹、生地黄、故纸（补骨脂）。共细末，炼蜜丸，空腹盐汤下。

小儿肾衰，禀赋虚热，耳内生疮，肌肉消瘦，骨节皆露，名曰节疳。

宜六味地黄丸，加嫩茸、牛膝、五味子。共细末，炼蜜丸服。

痘疮　麻疹

夫痘疮者，乃胎毒所致也。儿在胎之时，感其秽毒之气藏于脏腑之中。发时有远近之不同，浅深轻重之后，稀稠而不定。有因感寒，有因饮食，有因跌扑惊恐，有因时气传染，而得之不同也。

痘初起，未见红点，寒热咳嗽。

败毒散：升麻、葛根、紫苏、川芎、羌活、防风、荆芥、前胡、薄荷、桔梗、枳壳、牛蒡子、蝉蜕、山楂、地骨皮、甘草，姜、葱引。

痘已发。

加紫草，去干葛；热甚，加柴胡、黄芩。冬月，加麻黄；暑月，加香薷。泻，加茯苓、泽泻。

痘疮，觉发热，服之出稀，起胀，妙不可言。

神效复生丸：当归、川芎、升麻、干葛、白芍、人参、黄芪、甘草、辰砂、紫草茸各等分，共为末，粽饭为丸。每服一丸，水煎，入黄酒少许送下。

痘初发，一服即轻。

预服万灵丹：紫草一两，豆根五钱，升麻二钱，干葛二钱，蝉蜕三钱，姜虫三钱，白附子三钱，连翘二钱，全虫十个，

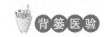

甘草一钱,雄黄一钱,麝香一钱,蟾酥一钱。共细末,酥为丸,紫草汤下。

痘已出,毒太盛,壮热。

化毒汤:紫草茸五钱,升麻三钱,甘草三钱。每服二钱,糯米五十粒煎服。

痘出血红一大片,不分地界,失血吐泻,诸疾七日以前,可服。

九味神功散:黄芪、人参、白芍、紫草、红花、生地黄、牛蒡子、前胡、甘草。水煎服。热,加黄连、黄芩;未退,加大黄;惊,加蝉蜕。若头粒淡黑色者,寒也,加肉桂一两。便闭,加大黄。

起胀治法。

保元汤:人参二钱,黄芪三钱,甘草一钱,生姜一片。水煎。血弱不热,加当归、川芎、丁香三粒,肉桂一钱。

当起胀而不起。

用甲珠二钱,细末,酒调服即起。

痘疮,血气虚,风邪秽毒伏而不出,瘟而不均,服之易收。

解毒内托散:黄芪、人参、当归、川芎、防风、桔梗、厚朴、白芷、甘草、木香、官桂。紫黑红干燥黑陷,属热毒,去桂,加草茸、红花、黄芩。寒,加甲珠五分,同服。

吐泻不食,胃虚,口干渴。

参苓白术散,姜枣汤下。

寒战咬牙,里虚吐泻不止。

异功散:当归、肉蔻、陈皮、白术、茯苓、附子、半夏、厚朴、肉桂、人参、丁香、木香,姜、枣引。泻甚,加诃子煨。

儿麻疹初起。

升麻、葛根、白芍、甘草、紫苏,姜引。

疹出一日没者。

消毒散：牛蒡子、荆芥、防风、甘草、升麻、干葛、枳壳、桔梗、薄荷，水煎服。

疹已出，狂语、烦躁、作渴。

白虎解毒汤：石膏、知母、黄连、黄芩、黄柏、栀子、甘草，水煎服。

狂语，小便闭。

生地黄、木通、甘草、淡竹叶，水煎服。

疹已出，泄泻不止。

四苓散，加车前、木通。

疹已出，寒热似疟者。

柴胡、黄芩、半夏、猪苓、泽泻、白术、茯苓、甘草，姜、枣煎。

疹已出。

衄血、吐血、便血、疮疡、便闭、赤痢、热渴。

升麻、生地黄、丹皮、赤芍、黄连、黄芩、黄柏、栀子（炒），童便调服。

疹后，热不退。

服四物汤；渴，加水牛角、麦冬；咳嗽，加瓜蒌仁；痰，加贝母、陈皮、知母、桑皮。

疹后，余毒未解。

柴胡、葛根、玄参、黄连、黄芩、栀子、陈皮、茯苓、枳壳、生地黄，生姜煎服。

疹后咳嗽、气急，腹胀泄泻，声哑唇青。

黄连、黄芩、连翘、玄参、知母、桔梗、杏仁、白芍、麻黄、牛蒡子、干葛、陈皮、厚朴、甘草，水煎服。

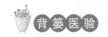

内科治验

中风

中风恶证：口开者心气绝，遗尿者肾绝，手撒者脾气绝，鼻鼾者肺绝，发直吐沫，睛直视，声如鼾睡者肝绝，不治之证也。先以牙皂、白矾、细辛三味，细末，混合后储存。临用吹鼻取嚏则愈，无嚏者不治之证。

卒中风、中寒、中暑、中湿，痰气厥，不省人事。

摄生饮：南星三钱，半夏三钱，木香三钱，苍术三钱，细辛八分，菖蒲一钱，甘草一钱，生姜七片，水煎。

痰盛，加全虫八分。

痰火气结，不省人事，手足温，脉紧。

清热导痰汤：黄连、黄芩、瓜蒌仁、枳实、桔梗、白术、茯苓、陈皮、半夏、南星、党参、甘草、防风，白水煎，姜、枣、竹沥引。

中风诸证。

三生饮：生南星五钱，生川乌二钱，生附子一钱，木香三钱。气虚，加党参五钱，生姜十片，水煎温服。

初中风，四肢麻木，骨节疼痛，瘫痪等。

顺气散：乌药、陈皮、麻黄、川芎、白芷、桔梗、枳壳、姜虫、干姜、甘草。口眼㖞斜，加姜黄连、羌活、防风、荆芥，竹沥、姜汁服。瘫痪，加天麻、当归；燥痒，加蝉蜕、薄荷。

诸中风，便闭，生疮，寒热隐疹。

防风通圣散主之。

主治三十六中风，七十二般气。大人小儿男妇通用神方。

搜风顺气丸：酒军（酒大黄）五两，火麻仁（炒）二两，郁李仁二两，枳壳（炒）三两，菟丝子（酒炒）二两，山药（酒蒸）二两，山茱萸（酒蒸）二两，独活一两，车前子（炒）二两，槟榔二两，怀牛膝（酒洗）二两。共细末，炼蜜丸，每服七八十丸，酒茶任下。

男妇小儿通治瘫痪神方：川乌三钱，草乌三钱，人参二钱，茯苓二钱，苍术三钱，两头尖一钱，甘草三钱，姜虫三钱，白花蛇（酒泡）五钱，川芎三钱，白芷五钱，石斛三钱，当归三钱，细辛二钱，防风二钱，麻黄二钱，荆芥二钱，全虫二钱，天麻三钱，藁本三钱，何首乌三钱。共细末，每五六分酒下。

伤寒

出汗良方。

生姜一块，核桃七个，连翘打碎（原稿缺），葱白莲须七苗，茶叶一撮，水三碗，煎服出汗。如汗不止，加炒麦麸子、牡蛎、龙骨，米粉周身抹之。

冬月正伤寒，头痛发热，寒热往来太阳膀胱经，宜升阳发表。

麻黄、杏仁、桂枝、甘草、川芎、白芷、羌活、防风、升麻，姜葱、豆豉，水煎服。汗出药止。

冬月正伤风，头痛，自汗，脉浮缓，寒热身痛为表证。

桂枝、芍药、甘草、防风、川芎、羌活、白术，姜、枣引。汗不止，加黄芪；喘咳，加柴胡、杏仁；胸闷，加枳壳、桔梗。

春夏秋冬四时感冒，通用。

羌活冲合汤：羌活、苍术、防风、细辛、白芷、川芎、黄芩、生地黄、甘草，姜、葱引。胸闷，加枳壳、桔梗；夏月，加知母、石膏。汗出，去苍术，加白术；再不止，去细辛，加黄芪。

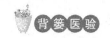

足阳明胃经，身热，鼻干，目痛，不眠，脉微洪。

柴葛解肌汤：柴胡、黄芩、芍药、葛根、羌活、石膏、白芷、桔梗、甘草，姜、枣煎。无汗恶寒，去黄芩，加麻黄。

足少阳胆经，耳聋胁痛，寒热呃逆，口干，若脉弦数，宜和解此经，无出入，不可汗，下利便也。

双解散：柴胡、黄芩、半夏、人参、甘草、茯苓、白芍，姜、枣煎。呕，加陈皮、竹茹、姜汁；痰多，加瓜蒌仁、贝母；口干，加知母、石膏；胸闷，加枳壳、桔梗；心下痞，加枳实、黄连；热狂语，联合解毒汤；小便闭，大便泻，联合四苓散。

足太阴经脾，腹满而痛，咽干口渴，脉沉有力，手足温，此因邪由阳传入阴也。

桂枝大黄汤：桂枝、大黄、芍药、甘草、枳实、柴胡，生姜煎，加槟榔磨服。

伤寒，自受其寒，无热不头疼，腹痛怕寒冷，下利吐泻不渴，脉沉无力。

加味理中汤，加陈皮、肉桂、木香。

太阴脾经腹满，身黄，二便不利，头有汗，发渴者。

茵陈将军汤：茵陈、大黄、栀子、黄芩、枳实、甘草、滑石、厚朴，水煎。

头汗身无汗渴饮。

宜合五苓散下。

小水不利，腹满，下焦热，欲饮水，多渴，脉沉数。

导赤散：茯苓、猪苓、泽泻、桂枝、白术、甘草、滑石、栀子、生姜、灯心草，盐水匀调下。水结胸，加木通；湿黄，加茵陈。

伤寒，热邪传里，便实口干，揭衣妄扬，手掷，足斑黄，胸腹满硬，远脐痛，狂语，脉洪大，身热微小者，乃凉死，此方可

化大小承气、柴胡陷胸汤等神方也。

六一顺气汤：柴胡、黄芩、芍药、枳实、厚朴、大黄、芒硝、甘草，水煎或入铁锈水三匙，妙。

身热渴，汗不解，汗过渴不退，脉微洪。

白虎汤：石膏、知母、甘草、糯米、人参、麦冬、五味子、栀子、天花粉、姜、枣、淡竹叶引。烦，加竹茹；湿热，加苍术。

阳毒发斑，身黄烦渴，狂叫，眼珠似火，鼻干，脉洪数。

黄连解毒汤，加石膏、麻黄、豆豉、生姜，细茶引。

伤寒，发黄，身如金色，小便如浓煎。

茵陈退黄散：柴胡、升麻、茵陈、龙胆草、木通、甘草、滑石、黄连、黄芩、黄柏、栀子，灯草引。便实，加大黄。

阳毒发斑，狂叫乱语，大渴，上气喘急，便实，脉洪数有力，舌蜷缩者难治。

三黄巨腾汤：解毒汤，加石膏、大黄、芒硝、枳实、甘草，姜、枣煎。

两感伤寒，头疼，身热，恶寒，舌干燥，以阳先受病。

冲和灵宝饮：羌活、防风、生地黄、川芎、细辛、甘草、黄芩、柴胡、白芷、葛根、石膏、薄荷，姜、枣煎。冬月，去黄芩、石膏，加麻黄。

伤寒，热邪传里，热蓄膀胱，狂言，小水利，大便黑，小便满痛，身目黄，烦渴，脉沉有力，为蓄血证。

桃仁承气汤：桃仁、桂枝、甘草、芒硝、大黄、柴胡、青皮、枳实、芍药、当归、苏木，姜、枣煎。

热邪传入，里实表虚，血热不散，疹子重则斑斓，咳呕短气，便燥粪，汗下不解，耳聋足冷，烦闷。

消斑青黛饮：柴胡、玄参、黄连、知母、石膏、生地黄、栀子、甘草、水牛角、青黛、人参，姜、枣煎。

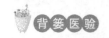

伤寒,鼻血成流不止,七窍出血者,为上厥不治之证。

生地苓连汤:生地黄、黄连、黄芩、柴胡、水牛角(无,用升麻)、栀子、甘草、川芎、桔梗、芍药,枣引,韭汁一匙。

烦躁,渴,饮水不下者,瘀血在上焦,邪热入里也。

水牛角地黄汤:水牛角、当归、黄连、苦参、甘草、生地黄、枳壳、桔梗、赤芍、红花、丹皮,生姜、韭汁服。

真阴证,吐白沫,身冷无头痛,不渴,胸腹痛,脉沉迟无力。

回阳救急汤:附子(熟)、干姜、人参、炙甘草、炒白术、肉桂、陈皮、五味子、茯苓、制半夏。

伤寒瘥后,昏沉发热,渴,狂语失神者,劳复、食复。

柴胡百合汤:柴胡、人参、黄芩、百合、知母、茯苓、芍药、龟甲、甘草,入生地黄汁一匙,姜、枣引。

伤寒,重感寒湿,刚柔二痉,头面赤,背强,摇头,手脚搐,口噤与痉疾同治。

如圣饮:羌活、防风、川芎、白芷、柴胡、甘草、芍药、当归、乌药、半夏、黄芩,生姜、竹沥服。

有汗为柔,加白术、桂枝;无汗为刚,加麻黄、苍术;便实、口臭,加大黄。

汗下后,头眩欲地,筋惕肉瞤,卫虚亡阳,汗不止,脉弱。

温经益元汤:黄芪、人参、白术、当归、甘草、附子、白芍、生地、干姜、肉桂,姜、枣、糯米引。

伤寒瘥后,交接淫欲复发,失神劳力,错语,为阴阳易也。

逍遥汤:人参、知母、竹青、滑石、生地黄、韭根、柴胡、水牛角。如卵缩腹痛,加黄连、甘草、姜、枣煎,同服。

汗出则愈,小水利,阴头肿,效。

伤寒热证,手摸心胸,循衣摸床,谵语,昏沉,不省人事,不识见病,为风误矣。汗热伤肺,名撮空。

升阳散火汤：人参、当归、黄芩、柴胡、麦冬、白术、芍药、陈皮、茯苓、甘草，姜、枣煎。痰，加半夏；便实，加大黄；泄泻，加升麻。

头痛、恶寒、无汗，表药二三剂，汗不出者阳虚，不能作汗，名无阳证。

再造丸：黄芪、人参、附子、桂枝、白芍、细辛、羌活、煨姜、防风、川芎、甘草，枣煎。

心下硬痛，下痢清水，发竭身热，胃中燥，结粪，名热结痢证。

黄龙汤：大黄、芒硝、枳实、厚朴、甘草、人参、当归、桔梗，姜、枣引。

伤寒，内外两感，中气极虚，身热恶寒，劳力过度。

调荣养胃汤：黄芪、党参、白术、陈皮、当归、柴胡、甘草、川芎、羌活、防风，姜、枣煎。

太阳，头项背强痛，加羌活、藁本、桂枝。阳明，鼻干，目痛，身热，不眠，加葛根、升麻。少阳，耳聋，胁痛，加黄芩、半夏、川芎、柴胡。太阴，腹满，咽干，加枳实、厚朴。少阴，则口燥舌干而渴，加甘草、桔梗。厥阴，烦满，囊缩，加川芎。如变证发斑，加干葛、升麻、玄参。内伤，痰多，加半夏、竹沥、姜汁。

寒热迷闷，上气喘急，口出涎沫，痰迷心窍，鬼语狂言。

导痰汤：茯苓、半夏、南星、枳实、黄芩、党参、白术、陈皮、桔梗、黄连、瓜蒌仁、甘草，姜、枣、竹沥服。

食积，伤寒，头痛，寒热气口脉紧。

加味调中饮：苍术、厚朴、陈皮、甘草、白术、山楂、干姜、神曲、枳实、草果仁、黄连，生姜引。便闭，去草果，加大黄。

脚气，伤寒，头疼身热，支节痛，脚软，屈伸不能动，脚膝

不能移动，禁用补气及淋洗。

加减续命汤：防风、芍药、白术、川芎、防己、桂枝、麻黄、苍术、羌活、甘草。中暑身热，脉大，去桂枝、麻黄，加黄芩、黄柏、柴胡。寒中之阳必寒冷，加附子。湿者，加牛膝、木瓜。脉浮者，加独活。气虚，加人参。

天行大头病，寒热项肿痛，脉洪大，喉痹痰火。

芩连消毒饮：黄连、桔梗、黄芩、柴胡、甘草、川芎、荆芥、牛蒡子、防风、羌活、枳壳、连翘、射干、白芷，生姜、竹沥。先服加大黄，后服加人参、当归。

伤寒，汗下后，表里俱虚，心烦发热，气逆欲吐。

竹叶石膏汤：石膏、半夏、人参、甘草、麦冬，生姜下。

伤寒数日，热不退，梦寐心惊恍惚，烦躁多痰。

温胆汤：柴胡二钱，竹茹二钱，桔梗三钱，枳实三钱，茯苓三钱，香附三钱，麦冬一钱，黄连三钱，人参一钱，陈皮三钱，半夏三钱，甘草一钱，姜、枣引。

伤寒，瘥后劳复，神昏发热。

益气养神汤：人参、茯神、当归、甘草、知母、麦冬、栀子、前胡、陈皮、升麻、白芍，大枣汤下。

伤寒，阴阳二症，结胸、陷胸。

明矾一钱，银珠五分，共研末，新瓦上炒入盏中，急摇丸，每服一丸，研细茶清下或姜汤亦可。

听其胸中有隐隐微口声，又治痰火结，神效，不伤内脏，结者自散。

四时感冒

香苏散、十神汤、人参败毒散、升麻葛根汤、防风通圣散、解毒汤、补中益气汤，随证加减治之。

中寒

理中汤：砂仁、干姜（炒）、苏子、厚朴（姜汁炒）、官桂、陈皮、甘草（炙）、沉香、木香（水磨入）。

回阳救急汤：附子（熟）、干姜、人参、炙甘草、炒白术、肉桂、陈皮、五味子、茯苓、制半夏。

五积散：苍术、厚朴、陈皮、甘草、白芷、当归、川芎、白芍、茯苓、羌活、独活、牛膝、桔梗、半夏、枳壳、麻黄，姜、葱引。

正阳散：附子（炮裂，去皮、脐）、皂荚（去皮，炙令黄色，去子）、干姜（炮裂，锉）、甘草（炙微赤，锉）、麝香（细研入），和滓热服。

瘟疫

感染疫者，口出秽气，男子出于口，女子出于阴门，初起服。

羌活、防风、细辛、苍术、白芷、川芎、黄芩、生地黄、甘草、姜、葱引，水煎服。

败毒散：防风、荆芥、羌活、独活、前胡、升麻、柴胡、牛蒡子、赤芍、桔梗、川芎、白芷、薄荷、甘草、干葛，姜、葱引。

火证

主治火物诸经发热不退。

升阳散火汤治之。

三焦实火，六经积热，口舌生疮，二便赤结。

凉膈散：连翘、黄芩、栀子、桔梗、薄荷、大黄、芒硝、甘草。咽痛，加荆芥；酒伤，加干葛、黄连；咳呕，加半夏、生姜；衄、吐血，加当归、赤芍、生地黄；嗽，加桑皮、杏仁；风眩，加防风、川芎、石膏；眼中翳膜，加生地黄、菊花、木贼。

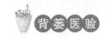

内伤

劳心、思虑损伤精神，眩晕气短，惊悸烦热。

补血汤：四物汤，加茯神、酸枣仁、麦冬、陈皮、栀子、人参、五味子、甘草，水煎。

脾胃虚弱，元气不足，沉重无力，怠于动作。

补胃汤：黄芪、人参、当归、甘草、神曲、柴胡、升麻、苍术、青皮、酒柏，水煎。感寒，补中益气汤加川芎、防风、白芷、羌活。汗多，去升麻，加黄芪、酸枣仁。上热，加玄参。阴虚热，加黄柏、知母。吐痰，加贝母。泻，去当归，加茯苓、泽泻、白芍。虚气盛者，少加附子。心刺痛，加白豆蔻。神虚，加茯神、酸枣仁、柏子仁、远志肉、菖蒲。咽干，加干葛、天花粉。伤食，加山楂、神曲、麦芽。精神短少，倍加人参、麦冬、五味子。梦遗，加牡蛎、龙骨。头痛，加蔓荆子、川芎、藁本、细辛。腰痛，加牛膝、焦杜仲。脚软，加木瓜、防己。咳痰，加知母、贝母、半夏、黄芩、麦冬、紫菀。胸中寒，加青皮、木香。

饮食损伤

生冷损伤，腹胀满痛，外感风寒湿气，头疼，寒热遍身麻木，七情恼怒，心腹气痛。

行气香苏饮：紫苏、陈皮、香附、乌药、甘草、川芎、羌活、枳壳、麻黄。因湿，加苍术、姜引；外感，加葱白；伤食，加山楂、神曲，去麻黄。

香砂养胃汤：人参、白术、茯苓、甘草、陈皮、苍术、厚朴、香附、砂仁、白豆蔻、木香，姜、枣引。虚寒，加干姜、官桂；胃热，加黄连、栀子；食不消，加山楂、草果、神曲、麦芽、槟榔、干姜；腹饱闷，加枳壳、莱菔子、大腹皮；胃口痛，加木香、枳实、益智仁；泄泻，加干姜、乌梅；恶心呕吐，加藿香、丁香、半夏、干姜。

能消痰、气、水、胀、酒食、痞块，神效。

百消丸：黑丑二两，香附米一两，五灵脂一两，共为细末，醋糊丸菜豆大，每服三十丸，姜汤送下，消而不见，响而不动。

胃中停寒，积冷暴痛，胀满不快，宜用。

备急丹：大黄、巴豆、干姜各一两，共细末，炼蜜丸梧子大，每三丸，温水送下。

嗜酒裹身

葛花解醒汤：葛花、砂仁、白豆蔻、人参、木香、白术、茯苓、青皮、陈皮、猪苓、泽泻、干姜、神曲。热，加黄连，水煎服。

百杯丸：丁香、木香、橘红、小茴香、三棱、莪术、党参、砂仁、白豆蔻、干姜、甘草，生姜引。

郁证

气血冲合，百病不生，一有怫郁，诸病生焉。有六证：血、气、痰、湿、热、食，是也。

六郁汤：香附、苍术、神曲、栀子、连翘、陈皮、川芎、贝母、枳壳、茯苓、苏梗、甘草，水煎服。痰，加半夏、南星；热，加柴胡、黄芩；血，加桃仁、红花；湿，加白术、羌活；气，加木香、槟榔；食，加山楂、砂仁。

痰饮

痰饮者，有六证：湿、热、风、老、寒、食积，痰也。

陈皮、半夏、茯苓、甘草，姜引。湿痰，身重软，加苍术、白术。热痰，加黄连、黄芩、白术、石膏、栀子。风痰，加天麻、枳壳、南星、白附子、姜虫、牙皂。气虚，加竹沥。气实，加荆芥。老痰，加海石、半夏、瓜蒌、香附、连翘、桔梗、杏仁。寒痰痞塞胸中，加麻黄、细辛、川乌。食积痰，加神曲、麦芽、山楂、黄连、枳实。血热虚者，加天冬、知母、瓜蒌仁、香附米、竹沥。带血者，加黄芩、白芍、桑皮、竹沥、生姜、韭汁。

痰因火动，七情损伤，湿、热、风、老、寒、积，通治。

加减二陈汤：橘红、半夏、茯苓、贝母、枳实、白术、连翘、黄芩、防风、天花粉、香附、甘草，生姜引。

清热导痰汤：人参、白术、茯苓、陈皮、半夏、南星、枳实、桔梗、黄连、黄芩、瓜蒌仁、甘草、生姜、竹沥。

咳嗽

咳嗽。人参、紫苏、陈皮、半夏、茯苓、甘草、桔梗、前胡、枳壳、干葛、木香，姜、枣引。感寒，加麻黄、杏仁、金沸草；热者，加桑皮、黄芩、乌梅；痰多，加瓜蒌仁；气促，加知母、贝母；肺寒，加五味子、干姜；烦热，嘈杂，停酒，加姜连、枳实、干葛；衄血，加乌梅、麦冬；发热，加柴胡、黄芩；头痛，加川芎、细辛；吐血，加升麻、丹皮、生地黄、阿胶珠、赤芍、知母、麦冬；妊娠伤寒，去半夏，加香附子。

上气喘逆咽喉不利，口干渴，咳嗽。

二母清顺汤：天冬、麦冬、知母、贝母、人参、归身、黄芩、栀子、玄参、桔梗、天花粉、薄荷、生甘草，水煎服。

秘方：款冬花三钱，石膏二钱，硼砂一钱，甘草三钱，细末。茶清漱下，即愈。

喘急

外邪在表，无汗喘者。

麻杏石甘细茶，五虎汤，痰多加二陈汤。

邪在里，便实喘者。

三乙承气汤：大黄、芒硝、厚朴、枳实、甘草、木香、槟榔，生姜三片，水煎服。

七情结滞，上气喘者。

四磨汤：人参、槟榔、沉香、乌药，共用水磨汁，温服。

阳虚，气不升，降喘，急咳嗽，痰多。

苏子降气汤：陈皮、苏子、厚朴、前胡、肉桂、半夏、当归、甘草，姜、枣引。

老人咳嗽气喘。

三子养亲汤：白芥子、莱菔子、苏子、南星、半夏、陈皮、枳实、黄芩、赤茯苓、甘草，生姜引。

哮喘

哮喘带喉鸣音者，喉中如水，没口声者是也。脉浮滑易治，细小难治。

千金定喘汤：麻黄、桑白皮、杏仁、紫苏子、白果、款冬花、黄芩、半夏、甘草，水煎白沸。

风寒者。

苏沉九宝汤：苏子、薄荷、麻黄、杏仁、桑皮、腹皮、官桂、陈皮、甘草，生姜、乌梅引。

均气八仙汤：麻黄、杏仁、石膏、桔梗、片芩、知母、贝母（二母用细辛炒）、生甘草，水煎，温服。

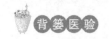

疟疾

初起恶寒，以散邪为主。

川芎、麻黄、白芷、白芍、防风、荆芥、紫苏、羌活、甘草、陈皮、香附，姜、葱引。

疟疾汗多者，正气为主。

柴胡、前胡、川芎、白芷、半夏、麦冬、槟榔、草果、青皮、茯苓、桂枝、甘草，姜、枣引。

阴阳不分者。

柴苓汤：柴胡、黄芩、半夏、猪苓、泽泻、苍术、青皮、厚朴、槟榔、草果、乌梅、甘草，姜、枣煎。中暑，加香薷、扁豆、乌梅三个。

疟疾夜发者，血中之风寒也。

麻黄（去节）一两，桂枝二钱，黄芩二钱，桃仁三十个，炙甘草三两，水煎服。

诸疟通用，鬼疟、瘟疟、热疟、寒疟、虚疟、实疟、瘴疟、邪疟等。

青皮饮：青皮、厚朴、白术、半夏、柴胡、黄芩、茯苓、草果、甘草，生姜煎。

番木鳖（马钱子，炒去壳，黑色）一钱，明雄一钱，朱砂一钱，甘草一钱。共细末，每服四分。月发前，吃饭一碗后服药，盖被睡卧即愈。

祖师麻根皮，白头翁根皮，共细末蜜丸，每服三丸至七丸，神效，妙不可言。

久疟成癥瘕，胸胁之间，诸药不效。

截疟饮：苍术五钱，草果五钱，桔梗五钱，青皮五钱，陈皮五钱，良姜五钱，白芷二钱，茯苓二钱，半夏二钱，枳壳二钱,桂心二钱,干姜二钱,苏叶二钱,川芎二钱,甘草一钱。每服一两,盐少许水煎。

久疟腹中块结。

阿魏丸:鳖甲(醋炙)五钱,三棱(醋炒)、莪术(醋炒)半两,香附半两,陈皮一两,阿魏五钱。共为细末,醋糊丸,梧桐子大,每服三十丸,姜汤送下。后用补中益气汤加常山、槟榔、知母,再服十全大补汤。

痢疾

初起赤白痢,宜沉细脉不宜浮洪,急宜身凉不宜热。

香连化滞汤:归尾、白芍、黄连、黄芩、黄柏、枳壳、槟榔、大黄、滑石、木香、甘草。

下痢白多。

白术和中汤:当归、白芍、白术、茯苓、陈皮、黄连(炒)、黄芩(炒)、木香、甘草,水煎服。

下利红多者,不拘新久。

当归调血汤:当归、川芎、白芍、黄连、黄芩、桃仁、升麻,水煎。白痢,加吴茱萸;赤白,加茯苓、白术、香附。

下痢白脓,纯红相杂,腹胀痛,三焦实热,昼夜无度。

清脏解毒汤:大黄、连翘、滑石、木通、车前子、海金沙、枳实、莪术,水煎服。

服攻击开伐之药过多,日久气弱,恶候出者,并与救之。

养脏复元汤:四君子汤,加白豆蔻、干姜、粟壳、附子、乌梅、木香,大枣引。下痢噤口,参苓白术散。

泄泻

主方胃苓散加白芍,姜、枣引。

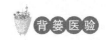

日久，加升麻、防风。热者，加炒黄连。寒者，加干姜。暴泻，加滑石。食积，加山楂、神曲。有痰，加半夏、乌梅。气虚，加人参。气恼，加木香。久泻，加肉蔻、干姜。暴痢赤白里急，去桂，加木香、槟榔、黄连。腹胀，加香附、砂仁。中寒，理中汤加茯苓、砂仁、厚朴、苍术、附子。

主治一切泄泻如神。

三白散：白术、白芍、茯苓、泽泻、厚朴、黄连（炒）、干姜、乌梅肉。

伤食，神曲、麦芽，生姜引，加神曲糊丸服，尤妙。

霍乱

霍乱，脉大者生，微迟者死，气少不语，舌蜷缩，不治。

藿香正气散：藿香、紫苏、陈皮、腹皮、厚朴、半夏、白术、茯苓、桔梗、白芷、甘草，姜、枣引。转筋，加木瓜；腹痛，加白芍；寒，加官桂、干姜；食不消，痞闷，加砂仁、香附、神曲；中暑，加香薷、扁豆；时气寒热，加柴胡、干葛；发热，加麦冬、淡竹叶；渴泻，合加五苓散；心痛，加木香、枳壳。

寒痛者吐泻，手足厥冷，脉微。

附子理中汤，加青、陈皮。

呕吐

吐者、脉滑者，生涩数者，死。

清胃保中汤：藿香、白术、陈皮、半夏、茯苓、甘草、砂仁、黄连（炒）、黄芩（炒）、栀子（炒）、香附、枇杷叶，生姜引，入伏龙肝、黄泥水。

久病，胃虚吐。

比和饮：人参、白术、茯苓、藿香、陈皮、砂仁、神曲、甘草，入陈仓米、伏龙肝，服。

翻胃

膈有十般之病，其实同出于一源。

当归活血润膈汤：当归、桃仁、厚朴、白术、腹皮、陈皮、黄连、甘草、红花。酒伤者，加干葛，水煎服。

老人反胃，以祛痰补气为主。

八珍汤合二陈汤，加姜连、枳实、瓜蒌仁、砂仁，煎服。

痰气壅塞，便结燥。

人参利膈丸：党参、当归、藿香、厚朴、枳实、酒军、木香、槟榔、甘草，水煎。

水泻腹痛不止。

正气散：苍术、陈皮、厚朴、藿香、半夏、枳实、白术、茯苓、白豆蔻、炒黄连、甘草，生姜煎。

虚寒日久，呕逆。

五噎丸：党参、白术、茯苓、陈皮、细辛、川椒、吴茱萸、桂心、干姜、附子，蜜丸，酒下。

呃逆

大病之后，脾胃虚亏损，因吐泻下痢，后咳逆者。

橘皮竹茹汤：人参、陈皮、炙甘草、竹茹、丁香、柿蒂，姜、枣煎。烦热渴，去丁香，加柴胡、黄芩。

胃虚寒咳者。

丁香柿蒂汤：人参、茯苓、陈皮、良姜、丁香、柿蒂、甘草，生姜五片，服。

无脉者。

缓脉散：人参、麦冬、五味子、白术、茯苓、陈皮、半夏、

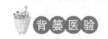

竹茹、甘草，生姜引。

嗳气

嗳气者，痰火所制也。

南星、半夏、石膏、香附、焦栀子，生姜煎。

嗳气者，声闻于外，胸闷有痰，舌苔黑者，痰火也。

导痰汤：陈皮、半夏、茯苓、白术、香附、青皮、黄芩(炒)、黄连(炒)、瓜蒌仁、砂仁、甘草，生姜三片引。

吞酸　嘈杂

吞酸，嘈杂，酸水刺心，痰火郁气也。

清郁二陈汤，加香附、姜连、焦栀子、苍术、川芎、枳实、神曲、白芍，生姜引。

香蔻和中丸：白术、山楂、连翘、茯苓、半夏、枳壳、陈皮、神曲、生干姜、莱菔子、白豆蔻、木香、神曲，糊丸服。

妇人酸水刺心。

吴茱萸丸：麦芽五钱，肉桂五钱，吴茱萸一两，苍术一两，陈皮五钱，神曲五钱。细末，面糊丸，米汤送下。

口吐清水方：苍术、白术、陈皮、茯苓、滑石(炒)，水煎服。

诸气

七情损伤一切之气。

分心气饮：青皮、陈皮、半夏、茯苓、木通、官桂、赤芍、桑皮、大腹皮、紫苏、羌活、甘草，姜、枣、灯心草煎。性急，加柴胡、黄芩；食少，加砂仁、神曲；咳嗽，加桔梗、枳壳；三焦不和，加乌药、莱菔子；腰痛，加木瓜、枳壳；下焦热，加栀子；翻胃，加沉香；浮肿，加猪苓、泽泻、车前子、木瓜、葶苈子、麦冬；气块，加三棱、莪术。

一方，加木香、槟榔、香附、枳壳、桔梗、莪术、藿香，去赤芍。

利气丸：大黄六两，黑丑六两，木香一两，槟榔一两，枳壳一两，香附米四两，青皮一两，陈皮一两，莪术一两，黄连一两，黄柏三两。细末，水丸，姜引。

沉香化气丹：香附子一斤，黑丑八两，苍术四两，青皮四两，陈皮五两，山药二两，枳壳二两，枳实二两，厚朴一两，三棱二两，莪术二两，紫苏二两，木香一两，沉香八钱，丁香二两，丁皮五钱，官桂五钱，干姜一两，良姜一两，砂仁二两，草果四钱，白豆蔻一两，南星一两，半夏一两，人参五钱，茯苓一两，槟榔一两，菖蒲二两，莱菔子二两，神曲二两，山楂二两。共细末，醋糊丸，每服五十丸姜汤下，疝气盐汤下。

男妇中风，中气，牙关紧闭，口眼喎斜，心痛，鬼魅瘴疾，小儿急、慢惊风，赤白痢疾，产后中风一切暴疾，顺气化痰，神效。

苏合香丸：沉香一两，木香一两，丁香一两，檀香一两，安息香（酒熬）一两，麝香一两，香附米一两，白术一两，诃子肉一两，荜茇一两，水牛角一两，朱砂一两，片脑五钱，苏合油五钱。共细末，入息香苏合油，同搅匀炼蜜丸，每丸一钱，蜡包裹，大人每服一丸，小儿半丸，姜汤化下。

痞满

痞者，按之坚而软，无块者，为痞气也。大多由痰气郁结、饮食停滞。

加味二陈汤：陈皮、半夏、茯苓、枳实、姜连、山楂、木香、青皮、砂仁、甘草，生姜水煎。呕吐，加藿香、丁香；腹胀，加白芍（炒）。

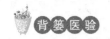

治一切心下痞，日久不愈者。

大消痞丸：黄连、黄芩、枳实、半夏、陈皮、厚朴、猪苓、泽泻、姜黄、生干姜、人参、神曲、砂仁、甘草，水煎服。

膨胀

胀者，皆因食伤脾胃、湿痰气阻。

香砂和中汤：藿香、砂仁、苍术、厚朴、陈皮、半夏、茯苓、枳实、青皮、神曲、山楂、白术、甘草，生姜引。

木香清胀丸：木香、槟榔、陈皮、腹皮、枳壳、桑皮、苏子、香附、莱菔子，姜煎服。

中满分消汤：益智仁、半夏、升麻、茯苓、木香、黄芪、吴茱萸、草豆蔻、厚朴、川乌、人参、泽泻、青皮、当归、柴胡、姜连、毕澄茄、黄柏、干姜，生姜引。

水肿

肿者，内七情所伤，水肿气急而小便涩，血肿气满四肢寒。

木香流气饮：木香、丁皮、藿香、半夏、人参、白术、赤茯苓、厚朴、青皮、陈皮、草果、槟榔、腹皮、香附、紫苏、木瓜、白芷、麦冬、莪术、肉桂、木通、菖蒲、甘草，姜、枣煎。加沉香、枳壳、大黄，去藿香、菖蒲，名二十四味木香流气饮。肿满，加黑丑；蛊肿，加白蔻仁；头面肿，加葱白；脐至脚肿，加桑白皮。

通治之神妙方。

木香丸：大戟五钱，芫花五钱，甘遂五钱，黑丑三钱，巴豆（半生半熟）四钱，大黄五钱，青皮五钱，陈皮（炒）五钱，南木香五钱，青木香五钱，胡椒二钱，川椒五钱，益智仁五钱，槟榔五钱，腹毛五钱，葶苈子（炒）五钱，射干三钱，桑白皮五钱,木通五钱,泽泻五钱,连翘五钱,砂仁五钱。共细末,醋煮糊丸,每服五十丸。头面肿,葱白汤下。中脘处肿,陈皮桑白皮汤下。

沉香化气丸:青皮、陈皮、三棱、莪术、人参、白术、茯苓、山药、砂仁、白蔻、丁香、木香、沉香、槟榔、菖蒲、官桂、莱菔子、黑丑,姜汤下。

行湿补气养血汤:党参、白术、茯苓、甘草、当归、川芎、白芍、厚朴、陈皮、莱菔子、木通、木香、腹皮、紫苏梗,姜、枣引。小便短,久,加泽泻、猪苓。

主治男妇头面、四肢肿腹肿满,硬痛,上气喘急,千金不传之妙。

蟠桃丸:沉香三钱,木香三钱,乳香(炙)三钱,没药(炙)三钱,琥珀一钱,白丑(生用)八钱,黑丑(半生半熟,牙皂浸炒)八钱,槟榔(半生半熟,牙皂浸炒)一两。共细末,牙皂水打面糊丸,每服二钱半,五更清晨砂糖煎送。

主治蛊胀神方。

石干散:石干一钱,黑丑一钱,沉香五分,木香五分,槟榔一钱,葶苈子八分,琥珀五分,海金沙一钱。共为细末,每服一钱至九分,葱白皮汤下。

先服五皮饮后服此药,再用健脾养胃之药。忌荤腥。

主治肿胀神方。

红芽大戟一斤,红枣三斤,水煮一日一夜,去大戟,用枣,晒。食之立消。

积聚

脉来强者生,沉小者死,脉来附骨者积也。五积六聚,癥瘕痃癖,痰饮食积死血成块者。

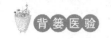

化坚汤：白术、茯苓、当归、川芎、香附、山楂、枳实、陈皮、半夏、桃仁、红花、莪术、甘草，生姜煎。肉积，加黄连；面积，加神曲。左块，加川芎；右块，加青皮。胀，加莱菔子。壮人，加三棱；虚人，加党参。

大七气汤：三棱、莪术、青皮、陈皮、桔梗、藿香、益智仁、香附、肉桂、甘草。心脾痛，加乌药、枳壳，姜、枣煎。

诸气食积，噎膈胸满，肋刺痛，癥瘕疝气。

神仙一块气：青皮五钱，陈皮五钱，三棱五钱，莪术五钱，香附一两，神曲五钱，麦芽五钱，莱菔子五钱，白丑五钱，槟榔五钱，郁金五钱，黄连五钱，枳实三钱，皂角三钱，百草霜三钱。共细末，麸糊为丸，热酒或姜汤送下。

主治妇女月经不调，赤白带下或闭不通，腹左一块如碗大，经年不愈夜间发热，腹胀块。

千金化铁丸：当归四钱，白芍四钱，川芎七钱，生地黄四钱，白术四钱，茯苓一两，陈皮一两，青皮八两，半夏一两，枳实二钱，木香二钱，香附三两，槟榔一两，莱菔子五钱，三棱五钱，红花五钱，干漆五钱，桃仁五钱，莪术四钱，硇砂五钱，琥珀五钱。共细末，醋糊丸，每服三钱，白汤送下。

五疸

凡黄候寸口脉，近掌无脉，口鼻黑色者，不治之证，脉大者死，微细者生。五者：黄汗疸、黄疸、酒疸、谷疸、女劳疸。

治浑身黄，目黄，小便赤涩者。

肾疸汤：羌活、防风、藁本、独活、柴胡、茯苓、泽泻、白术、猪苓、神曲、苍术、黄柏、党参、干葛、升麻、甘草，水煎热服。

身热发黄，尿赤，烦渴，呕吐，寒热，身目俱黄者。

茯苓渗湿汤：猪苓、泽泻、苍术、茯苓、陈皮、枳实、黄连、黄芩、栀子、防己、茵陈、木通，生姜煎。伤食，加砂仁、神曲、麦芽炒。

黄疸砖色尿，湿热合躯。

茵陈五苓散：茵陈、白术、赤茯苓、猪苓、泽泻、苍术、栀子、滑石、官桂、甘草，灯心草引。

虚热者。

加味益气汤：茵陈、苍术、栀子、猪苓、泽泻、赤茯苓、黄连、滑石、炙甘草，生姜煎。六味丸，加苍术、白术、茵陈、黄柏，炼蜜丸服，尤效。

发黄，口目俱如金色者，诸药不效。

以解毒汤四味加柴胡、茵陈、胆草、木通、滑石、升麻、甘草，灯心草煎。

黄疸，脉沉迟，逆冷，腰以上自汗。

姜附汤：茵陈二两，大附子一枚，干姜四钱，炙甘草一两，作四服，水煎。

黄疸，通治如神。

绿矾丸：五倍子（炒黑）半斤，绿矾（姜汁炒白）四两，针砂（醋炒红）四两，神曲（炒黄）半斤。共细末，姜煮大枣肉捣丸，每服六七十丸，温酒下，米汤亦，终身忌荞面。

补益

诸虚百损，五劳七伤，通用方剂。

四君子汤、六君子汤、八珍汤、十全大补汤、六味丸、八味丸、五子益肾养心丸。

诸虚百损，五劳七伤，延年益寿，添精种子，第一方。

神仙济既丹：楝参二两，鹿茸二两，苁蓉（酒洗）二两，枸

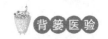

杞（酒泡）二两，山萸肉（酒蒸）二两，山药二两，辽五味子二两，菖蒲二两，黄芪二两，巴戟二两，黄柏（酒炒）二两，知母二两，柏子仁二两，熟地黄三两，菟丝子（酒蒸）三两，天冬二两，归身二两，麦冬（去心）二两，生地黄二两，远志肉（甘草水泡）二两，小茴香（酒泡）二两，茯神二两，川牛膝（酒炒）二两，杜仲（炒）二两。细末，蜜丸枣肉丸。

归茸丸：八味丸，加当归、牛膝、鹿茸、辽五味，共细末，丸。

损伤脾胃，诸症难治，大补诸虚。

太和丸：白术四两，茯苓二两，山药一两，莲子肉一两，归身四两，白芍二两，陈皮二两，黄连（炒）一两，枳实（炒）一两，姜夏一两，山楂一两，神曲一两，香附一两，木香五钱，桂圆肉一两，炙甘草五钱，党参五钱，白蔻五钱，黄芪（炒）一两。共细末，荷叶煎汤煮陈苍米捣和丸，米汤送下。

辛苦勤劳，读书健忘，劳心，精神昏倦，房欲痨瘵，杂症难治。

坎离丸：龙骨（火煅）五钱，远志肉（甘草水泡）一两，茯神一两，石菖蒲五钱，龟甲（酥炙）五钱，枣仁（炒）一两，归身一两，天冬一两，麦冬一两，人参五钱，生地黄一两，熟地黄二两，山茱萸（酒蒸）一两，川柏（酒炒）一两，五味子一两，山药一两，知母（泡炒）一两，枸杞一两，柏子仁一两。共细末，蜜丸，盐酒下。

痼冷　斑疹

理中汤加肉桂、陈皮、茯苓、附子，姜、枣引。

手足厥冷，阳归阴，腹胀痛，冷汗大出。

回阳汤：黄芪、人参、白术、茯苓、干姜、白姜、良姜、厚朴、附子，水煎服。外肾宿缩紧痛，加木香。

阴证，身冷腹痛。

硫黄四分，胡椒六分，细末，每三分酒服。

阳毒赤斑，吐脓血，狂言热毒。

升麻汤：升麻一钱，水牛角屑一钱，射干一钱，人参一钱，甘草一钱，水煎服。

斑黑者，不治之证，内热发斑如蚊虫叮，清热凉血。

人参化斑汤：人参二钱，石膏一两，知母二钱，当归三钱，紫草三钱，茯苓三钱，甘草二钱，水煎服。

气分有热。

柴胡汤加紫草、黄连、茯苓，生姜煎服。

血分有热。

当归散：当归、赤芍、生地黄、黄连、红花、石膏，水煎服。

瘾疹风热斑者。

败毒散：柴胡、前胡、川芎、枳壳、羌活、独活、茯苓、桔梗、人参、甘草、当归、薄荷、白术、赤芍、生地黄、苍术、荆芥、防风，姜、枣煎。

解毒化斑汤：丹皮、生地黄、归尾、木通、远志肉、水牛角（乳汁磨）、紫草、牛蒡子、知母、茜草根、甘草、甲珠，水煎服。

发热

升阳散火汤：升麻、干葛、白芍、羌活、独活、人参、柴胡、防风、生甘草、炙甘草，生姜煎。

白天热夜则静者，热于气分。

小柴胡汤，加黄连、栀子、地骨皮。

昼则静夜则热在血分也。

四物汤，加黄柏、知母、黄连、栀子、丹皮、柴胡。

昼夜头热者。

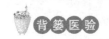

小柴胡合四物汤，加黄连、栀子、五味子而安。

男妇气虚，无汗潮热。

四君子汤，加当归、赤芍、柴胡、半夏、干葛，姜、枣煎。

一切寒热，半表半里。

柴苓汤：柴胡、半夏（汤泡七次）、黄芩、人参、甘草、白术、猪苓、茯苓、泽泻、桂心。

吐血

吐血者，虚火妄动，得热而动行。

凉血地黄汤（水牛角乳汁末入药）：生地黄三钱，丹皮三钱，赤芍一钱，天冬一钱，黄连（酒炒）一钱，黄芩一钱，扁柏叶二钱，茅根二钱，知母一钱，玄参一钱，黄柏（酒炒）一钱。水煎。吐血成块，加大黄、桃仁；衄血，加栀子、沙参；溺血，加木瓜、牛膝、黄芩、荆芥、地榆；便血，加槐花、乌梅、地榆、芥穗；酒伤，加干葛、天花粉，同入十汁饮，藕、梨、茅、韭、苏蜜、竹沥、童便、京墨、生地黄汁入前汤药同服。

吐衄血者。

滋阴清火汤、四物汤，加知母、黄柏、寸冬、丹皮、玄参、水牛角、栀子、阿胶、甘草，或入十汁饮同服，不食加白术。

胸中气塞，吐紫血，积热。

桃仁承气汤：桃仁（去皮尖）、大黄、桂枝（去皮）、甘草（炙）、芒硝二两，水煎前四味，芒硝冲服。

吐血不止。

用生地黄捣汁，生大黄末饮，地黄汁送下大黄。

先吐血而后见血痰者。

天冬、麦冬、生地黄、丹皮、赤芍、山茱萸、赤茯苓、栀子、黄连、山药、泽泻、甘草，童便引。

吐痰肿出血者。

清肺汤：茯苓、陈皮、当归、生地黄、芍药、天冬、寸冬、黄芩、山栀子、紫菀、阿胶、甘草、乌梅、桑皮、苏子，枣汤下。

痰中带血。

当归、白芍、白术、桃仁、丹皮、青皮、黄芩、桔梗、贝母、甘草、栀子。热，加柴胡、赤茯苓，生姜煎。

吐血，一服立止。

生四物汤，加百合、贝母、栀子、麦冬、蒲黄（炒）、丹皮、胶珠、熟地黄、桃仁，生姜煎，后宜补中益气加味。

衄血

衄血出于鼻，足阳明热即治左孔扎右手中指根，右孔扎左，两孔两手俱扎，以凉血行血为主。

生地黄、川芎、黄芩、桔梗、栀子、蒲黄、阿胶、丹皮、侧柏、茅根、白芍，甘草水煎。

咳血

咳血出于肺，痰中带出也。

清咳汤：当归、白芍、桃仁、贝母、白术、丹皮、黄芩、栀子、青皮、桔梗，甘草水煎。热，加柴胡、赤茯苓。渴，加生地黄、知母、天花粉。痰不利，加茯苓、麦冬。

咯血

咯血出于肾，咯出血屑者是。

二陈汤，加知贝母、生地黄、桔梗、栀子、杏仁、阿胶、桑皮、柳桂，生姜煎服。

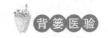

呕血　吐血

呕血者，多因气逆而上。

出四物汤加山栀，童便服。

气逆而呕者。

当归、瓜蒌仁、生地黄、桔梗、通草、丹皮，水煎服。

唾血出于肾，鲜血而出。

宜天冬、麦冬、知母、贝母、桔梗、黄柏、玄参、熟地黄、远志肉、干姜，少许水，煎服。

便血

治大便下血，虚实寒热通治。

四物汤和解毒汤，加地榆、槐花、阿胶、侧柏。腹胀，加陈皮；气虚，加人参、白术、木香；肠风，加荆芥；气下陷，加升麻；血虚心烦，加茯苓；虚寒便黑，加干姜。

另一方，去阿胶，加苦参，尤妙。

脏连丸：地黄丸，加黄连、槐花、大黄，俱酒炒，共细末，入雄猪大肠内，入糯米同蒸熟，捣丸，盐汤下。

柏叶汤：侧柏、当归、生地黄、黄连、枳壳、槐花、地榆、荆芥、川芎、甘草、乌梅、生姜，煎服。

槐角丸：槐子一两，枳壳五钱，黄芩五钱，黄连五钱，黄柏五钱，防风五钱，荆芥五钱，地榆五钱，归尾五钱，侧柏（酒炒）五钱。共为末，酒糊丸空，心米汤下，忌生冷，房事，蒜、酒毒等物。

先便后血者，为远血也。

解毒汤，加连翘、槐花、细辛、甘草，名八宝汤。水煎，空腹服。

大便血,久不止者,脏中虚寒也,面色萎黄,形体瘦弱。

断红丸:鹿茸一两,附片一两,当归一两,续断一两,黄芪一两,阿胶一两,侧柏(炒)一两,枯矾五钱。共细末,醋煮米糊丸,米汤下。

溺血

溺血者,尿中出血也。小便热,心移小肠也。

清肠汤:当归、生地黄、栀子、黄连、芍药、瞿麦、黄柏、木通、赤茯苓、萹蓄、知母、甘草、麦冬。热中痛,加滑石、枳壳,灯心草、乌梅引。

治尿血。

槐花(炒)一两,郁金(煨)一两,共细末,淡豆豉汤下。

尿血神方:小蓟根、生地黄、通草、滑石、蒲黄(炒)、淡竹叶、当归、藕节、栀子、甘草、赤茯苓、车前子,水煎。

尿血单方:用车前草,连根叶,共捣汁服,五淋利矣。

自汗　盗汗

阳虚自汗。

黄芪、人参、白术、茯苓、当归、熟地黄、白芍、枣仁、牡蛎、陈皮、甘草,乌梅一个、枣三个、浮小麦引。

大补黄芪汤:黄芪、人参、白术、茯苓、当归、白芍、九地、山茱萸、肉苁蓉、五味子、肉桂、防风、甘草,大枣引。

阴虚盗汗者,醒则止。

当归六黄汤:当归、黄芪、熟地黄、生地黄、黄连、黄柏、黄芩,水煎,空腹服。

气血俱虚者,盗汗。

八珍汤,去川芎,加黄柏、知母、黄芪、陈皮,大枣三支、

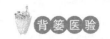

浮小麦一撮,水煎服。

自汗、盗汗,男子失精,女子梦交。

自龙胶:桂枝三钱,酒芍三钱,龙骨(煅)三钱,牡蛎(煅)三钱,炙甘草一钱,水煎枣引。

心孔有汗,别处无汗。

补心汤:茯苓、党参、白术、当归、生地黄、枣仁、麦冬、陈皮、黄连、炙甘草、辰砂、浮小麦,大枣、乌梅引。

主治脚汗方。

白矾五钱,干姜五钱,共细末,逐日洗脚,五日痊愈。

自汗、盗汗。

用清晨带露桑叶为末,每服三钱,空腹米饮下。

眩晕　麻木

主治眩晕。

清晕化痰汤:二陈汤,加枳实、川芎、黄芩、白芷、细辛、南星、防风、羌活,生姜煎。

气虚,加人参、白术;血虚,加当归;热,加黄连(炒)。

头眩眼黑,身重如山,痰喘如风,胃气不足,心烦,四肢厥冷。

半夏白术天麻汤:酒柏三钱,干姜五分,泽泻五分,茯苓五分,黄芪一钱,天麻一钱,党参八分,苍术五分,白术一钱,半夏一钱,陈皮八分,神曲一钱,麦芽五分,生姜引。

眩晕多因气者,痰火上。

清阳除晕汤:六君子汤,加天麻、槟榔、旋覆花,生姜煎服。

肥人多是痰晕。

二陈汤加南星、天麻、苍术、川芎、桔梗、枳壳、乌药、羌活、酒芩、生姜、竹沥,水煎服。

麻木，四肢遍身俱气虚血虚。

四物和四君子二陈汤，加柴胡、羌活、桂枝、牛膝、秦艽、防风、黄芪，姜、枣引。

痰、死血停滞，麻木。

四物和二陈汤，加桃仁、红花、白芥子、姜。

妇人手足俱麻。

舒经汤：紫苏、陈皮、香附、乌药、川芎、苍术、羌活、南星、半夏、甘草、当归、桂枝，生姜三片，竹沥同煎服。

口角流涎痰，舌麻并遍身恶心。

止麻消痰饮：二陈汤，加南星、瓜蒌仁、黄连、黄芩、桔梗、天麻、细辛、生姜。

十指麻木，胃中停痰湿、死血所致。

大附子、木香各等分，每服三钱，生姜三片水煎。

妇人遍身麻木，血受湿风所致。

祛风散：生川乌三钱，白芷三钱，白术三钱，甘草三钱。共细末，酒调送五补。

五补丸：黄芪一两，党参五钱，附子一个，当归三钱，酒芍五钱。细末炼蜜丸，每服五十丸，以祛风散送下。

癫狂

脉大滑者生，沉小紧急者死；实大生，沉小短者死。

狂者，心血不足也。

养血清心汤：人参、白术、茯苓、远志肉、枣仁、川芎、生地黄、菖蒲、当归、麦冬、甘草，水煎。

痰火实盛，滚痰丸；风热盛，防风通圣散加丹皮、生地黄、桃仁。

滚痰丸：大黄（酒蒸）四两，黄芩四两，礞石（煅）五两，

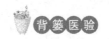

沉香二钱，牙皂五钱，水牛角五钱，朱砂（为衣）五钱，麝香五分。共细末，水丸，每五十丸水下。

喜笑不休，心火盛也。

海盐（煅红）二两，细末水煎，三次服，吐痰。

妇人癫疾，歌唱奔走，上屋，乃血迷心窍。

加味逍遥汤：当归、白芍、白术、茯苓、柴胡、生地黄、远志肉、桃仁、苏木、红花、甘草，煨姜引。

狂者，主心窍之痰热疾。

苦参为末蜜丸，每三十丸，薄荷汤下。

癫狂，多由七情忧郁得之，痰涎包络心窍，宜开结痰。

白金丸：白矾三两，郁金七两。共细末，米糊丸，滚水送下。

癫狂，五痫，眩晕，痰涎，气血虚。

豁痰汤：八珍汤，加陈皮、半夏、枳实、桔梗、南星、天麻、瓜蒌、白附子、姜虫、黄连、黄芩、远志肉，生姜煎。

狂诸病。

将军汤：大黄四两酒浸，水煎，三次服。

雄朱丸：安魂定魄，补心益志。

朱砂三钱，明雄三钱，白附子一钱。共细末，猪心血丸，朱砂为衣，每服三粒，人参菖蒲汤送下。

痫证

诸痫多言，好怒狂躁。

定神至宝汤：生地黄（姜炒）、橘红、贝母、茯苓、黄连、远志肉、菖蒲、枣仁、枳实、瓜蒌仁、天花粉、甘草、生姜，煎。

痰涎不利者。

导痰汤：二陈汤，加南星、瓜蒌仁、枳实、桔梗、栀子、黄芩、黄连（姜炒）、甘草、木香、辰砂，姜汁、竹沥。

气血虚，风痛。

四君子汤，加当归、川芎、白芍、陈皮、半夏、枳实、竹茹、菖蒲、姜连、香附、麦冬、远志肉，生姜，煎服。

大人小儿五痫之症，昏晕倒地。

朱砂（猪心制）五钱，南星（姜炒）二两，巴豆（石灰炒，去油）五钱，全虫（去头足）二钱，胆草二两。共细末，麸糊丸，每服五十丸，姜汤下。

主治痫证殊效方。

明矾（半生半枯）一两，荆芥穗三两。共细末，麸糊丸，黍米大，朱砂为衣，每服二十丸，姜汤送下。

健忘

健忘者，陡然而忘其事也。主因心脾思虑伤神。

归脾汤：黄芪、党参、白术、茯苓、当归、远志肉、桂圆、枣仁、木香、炙甘草，姜、枣引。

诸虚，健忘，怔忡。

补心汤：四君子汤，加当归、白芍、远志肉、枣仁、陈皮、生地黄、麦冬、酒柏、知母、菖蒲，姜、枣引。

通治。

天王补心丹：生地黄四两，天冬一两，麦冬一两，当归一两，柏子仁一两，枣仁一两，五味子一两，党参一两，远志肉五钱，茯苓五钱，玄参五钱，丹参五钱，桔梗五钱，酒连一两。共细末，炼蜜丸，朱砂为衣，灯心枣汤送下。竹叶灯心汤亦可，加菖蒲、杜仲、百部、甘草尤妙。

聪明丸：龟板（炙酥）、龙骨（入鸡腹中煮一宿）、远志肉（去心）、菖蒲。共细末，每服一钱，酒调下。

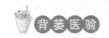

惊悸

惊然而跳跃，心惊不寐，血虚者是也。

补心汤：四物汤，加白术、远志肉、茯神、枣仁、麦冬、姜连、玄参、炙甘草、柏子仁，水煎服。

七情六欲，烦梦不眠。

益气安神汤：当归、党参、姜连、生地黄、麦冬、枣仁、远志肉、黄芪、胆星、甘草、淡竹叶、白茯神，姜、枣引。

怔忡

血虚火盛，心惊慌，恍惚，烦躁不宁。

养血清心汤：四物汤，加姜连、黄芩、枣仁、栀子、远志肉、麦冬、甘草，水煎服。

朱砂安神丸：朱砂五钱，当归三钱，生地黄三钱，酒连五钱，炙甘草二两，人参、白术、茯神、枣仁、麦冬各五钱。共细末，炼蜜丸，每服五十丸，米汤送下。

思虑，心悸，无气，少血。

四物安神汤：当归、茯神、白芍、生地黄、熟地黄、姜连、白术、辰砂、枣仁、党参、麦冬、栀子、乌梅、竹茹，水煎。

怔忡，自汗，心气虚。

人参五钱，当归五钱，猪腰子（洗净，共蒸焙干）一对，细末，山药糊丸，米汤送下。

虚烦

大病后，虚烦不眠，心惊，自汗，胆怯。

温胆汤：半夏、竹茹、枳实、陈皮、茯苓、甘草、枣仁、远志肉、五味子、九地、党参，姜、枣引，水煎服。

不寐

不寐有二，病后虚烦，肝阳上亢，痰入胆经，神不守舍，心胆虚弱，昼夜不眠

高枕无忧散：人参、半夏、枳实、竹茹、陈皮、石膏、茯苓、麦冬、枣仁、甘草、桂圆，水煎服。

养心汤：人参、麦冬、姜连、茯苓、茯神、当归、枣仁、白芍、远志肉、柏子仁、陈皮、甘草、莲肉，水煎。

安神复睡汤：四物汤，加益智仁、远志肉、枣仁、山药、桂圆，姜、枣引。

厥证

论蛔者，胃寒吐虫也。

理中汤，加川椒、乌梅、槟榔，水煎。

厥者，如中风同样，但风中身温，气中身冷。

藿香正气散，加南星、木香、乌药。

暴怒死者，名曰气厥上焦，气实而不行。

五磨饮子：木香、沉香、槟榔、枳实、乌药，白酒磨服，立效。

心胃痛

脉宜沉细而迟，不宜浮大弦长。

胃脘积郁，热，刺痛。

清热解郁汤：焦栀子、干姜、川芎、姜连、香附、枳壳、苍术、陈皮、甘草，生姜三片，水煎服。

胃痛，呕吐，胸痞，大便坚，脉数发热。

清上饮：柴胡、黄芩、赤芍、厚朴、枳实、栀子、郁金、黄

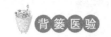

连、半夏、青皮、大黄、芒硝、甘草,生姜引。

男妇小儿常患胃痛,诸药不效,服此一料除根。

白术二两,枳实二两,苍术一两,猪苓一两,麦芽一两,神曲一两,半夏一两,赤茯苓一两,泽泻七钱,川芎七钱,黄连(炒)七钱,白螺蛳壳七钱,砂仁五钱,草蔻五钱,黄芩(炒)五钱,青皮五钱,莱菔子五钱,干生姜五钱,陈皮三钱,香附三钱,瓜蒌仁三钱,槟榔三钱,厚朴三钱,木香二钱,甘草二钱。共细末,荷叶汤泡粳米糊丸,米汤送下。吞酸,加吴茱萸;久病,虚,加党参、扁豆、莲肉各五钱;吐清水,加滑石一两。

诸般心腹痛,瘀血作痛。

桃仁五钱,五灵脂五钱,共细末,醋糊丸,每二十丸,男酒女醋汤送下。

诸积气腰痛,气血刺痛,便闭通治。

神保丸:木香六钱,胡椒二钱,全虫七只,巴豆(去油)十枚。共细末,汤浸,蒸饼丸麻子大,朱砂三钱为衣,每服五七丸。心膈痛,加柿蒂灯心汤下;腹痛,姜汤;血积,用醋姜汤;肺气盛,加白矾、蛤粉、黄丹各一钱,共研末,用桑皮米汤下;噫气,加木香下;食不消,用茶酒下;肾气,胁下痛,加小茴香,用酒汤下。

急心痛。

五灵脂、元胡、莪术、良姜、当归,细末,醋汤下。

白砒一两,枯硼砂三钱,细末,姜汁,面糊丸豆大,每一丸,酒下。

腹痛

行气香苏散:香附、紫苏、陈皮、乌药、枳壳、麻黄、川芎、羌活、甘草,生姜引。

有食、痰、风、火、寒、气总治。

开物倒气汤：苍术、陈皮、香附、白芷、川芎、茯苓、干姜、滑石、黑栀子、神曲、甘草，水煎服。

绵绵痛、脉沉迟，寒痛也。

干姜、肉桂、良姜、枳壳、陈皮、砂仁、厚朴、吴茱萸、香附、木香、甘草、元胡、小茴香、乳香，生姜煎。泻痢，去枳壳；手足冷，加附子，去吴茱萸、良姜。

乍痛乍止者，火痛也。脉数洪大。

散火汤：黄连（炒）、炒白芍、焦栀子、枳壳、厚朴、香附、川芎、木香、砂仁、小茴香、甘草、元胡，生姜煎。

肚腹硬痛久不止，大便实，烦渴脉数。

枳实大黄汤：枳实、大黄、槟榔、厚朴、木香、甘草，水煎服。

时痛时止，虫痛也。

椒梅汤：乌梅、花椒、槟榔、枳实、木香、香附、砂仁、川楝子、肉桂、厚朴、干姜、炙甘草，生姜引。

腰痛

脉沉为滞，弦为虚，涩者为瘀血，缓者湿，滑伏痰，大者是肾虚也，常时痛者肾虚也。

补肾汤：当归、白芍、生地黄、熟地黄、陈皮、小茴香、党参、补骨脂、牛膝、杜仲、茯苓、酒炒黄柏、知母、甘草，大枣引。痛烈，去白芍、熟地黄、生地黄、陈皮，加乳香、砂仁、沉香，丸服。

腰胯湿热痛。

胜湿汤：苍术、黄柏、羌活、白芍、陈皮、牛膝、杜仲、威灵仙、木瓜、泽泻、甘草，生姜煎。痛甚，加乳香、没药；停湿，加黑丑、槟榔；血心痛，加归尾、桃仁、红花；脚腿软，加防己、

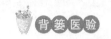

薏苡仁、白术；冷风痛，加附子；虚筋骨，加泽泻、黄柏；游走痛，加紫荆皮、川乌；湿热，加栀子；气不顺，加乌药；肾虚，加熟地黄、补骨脂。

气滞并闪挫，肾虚痛。

立安散：当归、官桂、元胡、杜仲、小茴香、木香、黑丑，共细末，温酒调下。

黑丑（半生半熟），共细末，水丸，硫黄为衣，每服五十丸，盐汤下。

独活寄生汤：补中益气汤，加知母、黄柏、白芍、牛膝、杜仲，俱酒炒。

肋痛

脉双弦者，肝气盛，两肋作痛也。左肋下痛，怒气所伤或跌扑闪挫痛。

束肝饮：黄连（炒）、柴胡、当归、青皮、桃仁、枳壳、川芎、白芍、红花，水煎。

右肋下痛，肝邪入肺也。

推气散：姜黄、枳壳、桂心、甘草、陈皮、半夏，生姜煎。

左右俱痛，肝火盛，木气实也。

柴胡芎归汤：柴胡、当归、川芎、白芍、青皮、枳壳、胆草、甘草、香附、木香、砂仁，姜片，水煎服。

内湿热，两肋俱痛。

当归龙荟丸：当归五钱，胆草五钱，栀子五钱，黄连五钱，酒军五钱，芦荟五钱，青黛五钱，木香三钱，麝香三分，柴胡五钱，青皮一两。共细末，姜汤送下。

劳伤痛，脉虚。

益气汤加川芎、白芍、青皮、木香、砂仁、小茴香、枳壳，去黄芪、白术、升麻。

左肋下痛，块不移者，死血也。

活血汤，加青皮，去乌药。

男子房劳痛者，色欲不振，损肾怒气伤肝。

六味丸，加柴胡、当归，一剂而安。

臂痛

风寒湿伤，痰横行经络，背痛。

二术汤：苍术、白术、南星、陈皮、茯苓、香附、酒芩、威灵仙、羌活、半夏、甘草，生姜煎。

背痛，因寒者，五积散；因气者，乌药顺气汤；因湿者，触痒汤。

触痒汤：当归、赤芍、黄芪、羌活、姜黄、防风、甘草，生姜煎。

冷痛者，一背或左右俱痛，起手艰难。

五积散和人参败毒散，加木瓜，姜、枣引。再加牛膝、羌活、木瓜和乌药顺气散服。

肩背痛

脉洪大，紧促上沉，滑者，痰痛也。

豁痰汤：二陈汤，加栀子、海桐皮、枳壳、桔梗、赤芍、苍术、香附、川芎、姜黄、甘草，生姜煎。盛者，加朴硝。

太阳气郁不通。

羌活胜湿汤：藁本、羌活、防风、独活、川芎、蔓荆子、甘草，水煎。身腰重者，寒湿，加防己；轻者加炮附子，重者加川乌炮。

背心一点痛，痰气所聚。

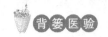

三合汤：二陈汤，加乌药、枳壳、姜虫、川芎、白芷、麻黄、桔梗、干姜、紫苏、香附、苍术、羌活、甘草，姜、枣引。

风热乘肺，肩背强直。

提肩散：防风、羌活、藁本、川芎、白芍、酒连、酒芩、甘草，生姜煎。湿，加苍术、防己、薏苡仁；气虚，加人参；汗多，加黄芪；血虚，加当归、地黄。

汗出而小便数，风热气郁。

通气防风汤：防风、羌活、陈皮、人参、甘草、藁本、青皮、白蔻、黄柏、升麻、柴胡、黄芪，水煎服。

痛风

手足四肢关节疼痛，腰背直强，血虚气弱，鹤膝风。

神五秦艽汤：当归、赤芍、苍术、生地黄、萆薢、金毛狗、川芎、羌活、秦艽、独活、五加皮、姜连、杜仲、甘草、酒芩、牛膝、人参、黄芪、红花。用桃枝（一寸长）七支，灯心草七株，水煎，童便、酒引。风盛，加防风、天麻、升麻；午后痛，加升麻、丹皮；早上痛，加连翘、沉香、竹沥。

筋骨掌软肢节疼，活血理气。

舒筋散：元胡（炒）、当归、元桂各等分，细末，每服二钱，酒调下。

瘀血作痛。

乳香、没药、地龙（酒炒）、香附、桃仁、红花、羌活、当归、草节、牛膝、五灵脂，水煎服。

手足不能伸屈疼痛。

消风饮：二陈汤，加牛膝、白术、当归、防己、独活、木瓜、秦艽、川芎、元胡、羌活、枳壳、防风、人参，生姜煎服。

治一切遍身骨节疼流注作痛。

八珍汤,加天麻、陈皮、防风、羌活、独活、南星、黄芩,生姜煎。

风湿相搏,一身尽痛。

以益气汤,加羌活、防风、藁本、苍术,病去,再勿服。诸风之药损元气。

男子两胯作痛。

黄芪一两,党参五钱,苍术五钱,当归五钱,牛膝一两,秦艽一两,独活一两,杜仲四钱,熟地黄一两,桑寄生四两,小茴香五钱,木瓜五钱,官桂三钱。共细末,酒糊丸,空腹酒引。

雷火针法,苍术、川芎、硫黄、山甲、蔓荆子、皂角、麝香、明雄、艾叶,共细末,纸卷灸痛处,燃着,知痛止。

脚气

脉弦为风,濡弱湿,洪数为热,迟涩寒,滑者为虚牢坚实,结则因气,散则因忧,紧则因怒,细则因悲。脚气者,湿热在足而作气痛也。

两膝热肿,白虎历节风,走注痛。

虎胫骨(炙)一两,黑附子(炮,去皮脐)一两,共细末,每服二钱,温酒调下。

专治脚气,寒湿热在足作痛。

防己饮:苍术、白术、酒柏、防己、生地黄、川芎、槟榔、木通、水牛角、甘草梢,水煎,空腹服。

初发用。

羌活导滞汤:羌活、独活、当归、防风、酒炒大黄、枳实,水煎服。

湿热,肢节肩背沉重,胸膈不利,脚膝肿,生疮,脓水不收,痛裂。

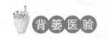

当归拈痛汤：羌活、茵陈、防风、茯苓、苦参、白术、葛根、黄芩、泽泻、当归、知母、人参、苍术、升麻、甘草，水煎服。

肢节缓纵不随，脚膝疼痛，不能步履。

七圣散：川牛膝、杜仲、续断、萆薢、防风、独活、甘草，共细末，每服二钱，酒调下。

脚气，痛裂不止。

乳香、没药、天麻、白附子、僵蚕，共为细末，每服五分至一钱，空腹温酒调下。

脚气，浮肿。

川牛膝、威灵仙、防己、五加皮、苍术、独活、归身、黄柏（盐酒炒），生姜汤引。

脚气通治。

轻脚丸：当归一两，川芎一两，萆薢一两，木香七钱，海桐皮七钱，细辛七钱，牛膝一两，枳壳一两，苍术八钱，防风八钱，石楠藤一两，麻黄七钱，杜仲一两，威灵仙七钱，羌活一两，薏苡仁一两，乳香五钱，续断八钱，槟榔一两，五加皮一两，独活八钱，五灵脂七钱，没药八钱。共细末，酒糊丸，用荆芥、枳壳、木瓜、桂枝汤作引。

熏洗脚气方：荆芥一两，防风一两，苦参一两，翻白草一两，地榆一两，青藤一两，麻黄一两，苍耳草一两，苍术一两，威灵仙一两，生葱、盐，煎水，熏洗，蒸。

秘传药酒方：五加皮八两，川牛膝三两，杜仲三两，当归三两，生地黄三两，地骨皮二两，入酒六斤，煮二炷香，浸酒，入瓶，埋土中，三日出火毒取出，随量饮酒。

两足湿痹，疼如火燎之热，痿软，腰酸。

二妙丸：苍术（泔浸）四两，黄柏（酒炒）二两，牛膝一两，归尾一两，萆薢一两，防己一两，龟板（酥炙）一两或去，加熟地黄二两。细末,酒糊丸,盐姜汤下。

血热。

四物汤,加黄柏、知母、牛膝。

有痰唾者。

五积散,加木瓜。

寒湿虚冷肿痛。

防己饮加独活寄生汤,酒引。

寒湿疼痛不止,尺脉微小者,痹病也。

六物附子汤:茯苓一钱,附子三钱,桂心三钱,防己三钱,白术二钱,炙甘草一钱,水煎服。

大病后,两膝肿痛,鹤膝风是也。

补中益气汤,去升、柴,加附子、牛膝、杜仲、防风、羌活、川芎、白芍、熟地黄、萆薢、防己,姜、枣引。

妇人下部肿痛。

用人参败毒散加苍术、黄柏、威灵仙,又以四物汤加苍术、黄柏、防己、红花、泽泻。

癞疝

肝脉大急沉为疝,心脉滑搏为心疝,肺脉沉搏为肺疝。三阳急为瘕,三阴急为疝。妇人小腹肿攻两腿痛者疝气也,疝气者阴肿腹痛也。

川楝子、小茴香、补骨脂、青盐、山萸肉、吴茱萸、三棱、莪术、通草、橘核、荔枝核、甘草,水煎服。收功,加马兰花、苍术;夏秋之月,暑气,加黄连、香薷、扁豆、木通、滑石、车前子。

疝气肿大便闭,小便赤,寒热兼治。

川楝子、胡芦巴(炒)、小茴香、青盐、黑丑、木香、大黄、

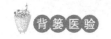

滑石、木通、吴茱萸、乌药、车前子,水煎,空腹服。

小肠气痛。

猪苓、泽泻、苍术、赤茯苓、肉桂、木通、白芍、川楝子、乌药、青皮、紫苏、元胡、兰花、橘核仁、槟榔、甘草各等分,生姜煎。

七疝及奔豚小肠气,脐腹大痛。

七疝汤:元胡、小茴香、川楝子、党参、附子、炒栀子、木香、全虫,细末,酒引。

青盐二钱,木通二钱,甘草一钱,川乌(炮)三钱,灯心草一钱,水煎,空腹服。

治诸般疝气,阴肿服至一料,永不再发。

木香金铃丸:广木香、乳香、没药、大附子、小茴香(酒炒)、川楝肉、元胡、全虫、党参,共细末,酒糊丸,空腹温酒送下。

暑月发疝,先治暑气。

香苓散:枳壳、陈皮、香附、苍术、麻黄、香薷、猪苓、泽泻、车前子、三棱、木通、滑石、莪术、川楝子、元胡、甘草,姜、葱引。外肾肿大,加炒槐子二钱,盐一钱,温酒引。大黄盐醋调涂,肿消痛止。肾大如斗,加青皮、小茴香、荔枝核,俱炒黄色,细末,酒调下。

皮肤湿痒。

四圣散:小茴香(炒)、甲珠、全虫(炒)、南木香各等分,细末,酒送下。

痿躄　消渴

痿躄者,手足不能举动也,又名软风。下身瘦弱不能趋步,及手战摇不能握物,此证属血虚阴弱,主内热湿。

腰痿，瘫痪，肾亏，湿热不能动履。

清燥汤：黄芪、苍术、白术、陈皮、泽泻、人参、茯苓、升麻、麦冬、当归、生地黄、神曲、猪苓、酒柏、柴胡、黄连、五味子、炙甘草，水煎服。

治诸般痿躄，效。

大防风汤：四物汤，加党参、黄芪、防风、牛膝、杜仲、炙甘草、附子、白术、羌活，姜、枣引。

消渴者，脉数大者生，虚小细者难治，消渴引饮无度，脉实者。黄连、牛乳汁、地黄汁、藕汁、生姜汁，蜜，徐徐咽之。

主治三消渴总方。

四君子汤，加当归、生地黄、酒柏、知母、黄连、麦冬、天花粉、黄芩、桔梗，水煎服。

阴虚火盛，烦渴饮引无度。

养血清火汤：四物汤，加寸冬、莲肉、天花粉、知母、黄连、乌梅肉、黄柏（蜜炒）、薄荷、甘草，水煎服。

治消渴。

玉泉丸：人参一两半，黄芪一两半，茯苓一两半，粉葛一两半，寸冬一两半，天花粉一两半，乌梅肉五钱，甘草一两。共细末，炼蜜丸服。

肾水枯竭作渴。

救元汤：黄芪、人参、粉草、寸冬、五味子，水煎，入朱砂少许，不拘时服。再服八味丸，去附子，用五味子。

痉病

痉病者，皆属膀胱也。伤风感寒湿，口噤，摇头如痛，身紧，故分刚痉、柔痉两证，并皆通治。

小续命汤：麻黄、人参、酒芩、酒芍、川芎、防己、杏仁（去

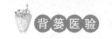

皮尖)、桂枝、甘草、防风、附片,水煎,温服。

痉证,无汗者为刚痉。

葛根汤:麻黄、葛根、桂枝、芍药、甘草,姜、枣引,水煎。有汗,去麻黄,名桂枝加葛根汤。

刚柔二证,摇头口咬,牙关紧闭,手足搐搦,角弓反张,头面赤,项强痉疯等。

如圣饮:柴胡、黄芩、半夏、赤芍、川芎、甘草,生姜煎服。有汗为柔,加白术、桂枝;无汗为刚,加麻黄、苍术;口噤咬牙,战栗,便实者,加大黄利之,再加白芷、当归、防风、羌活、乌药。

虚弱人患二证者。

补中益气汤,去黄芪、柴胡,加川芎、白芍、九地、茯苓。刚证,脉紧,热,加防风、羌活、黄芩、干葛,去白术;柔痉,身冷,脉细,加附子、羌活;风痰,加羌活、防风、瓜蒌仁、枳实、桔梗、黄芩,去人参、白术;破伤风痉,加姜虫、全蝎;汗吐下后发痉,倍加参芪、当归、生地黄、荆芥、羌活、白术。

浊证

便浊失精,两手尺脉必洪数,得之,因酒色过度、思虑过度。因脾胃之湿热下渗,流入膀胱,故便浊,赤白浑浊不清也。

主方二陈汤,加苍术、酒柏、柴胡、升麻、白术、神曲、牡蛎、焦栀子、蛤粉、滑石,白果九个,姜三片,水煎服之。

男子五淋,女人白带赤,五心烦躁,宜清心养神秘精。

清心莲子饮:莲肉、人参、黄芪、赤茯苓、寸冬、地骨皮、黄芩、车前子、甘草、灯心草,生姜,水煎服。热,加柴胡、薄荷;下虚上盛,加酒炒黄柏、知母。

伏暑,小便赤浊,心经热。

四苓散,加人参、香薷、莲肉、麦冬。

下焦虚寒,元气不足,白浊如膏糊。

萆薢饮:益智仁、萆薢、菖蒲、乌药、茯苓、甘草,水煎服。肾虚腰痛,加牛膝、杜仲、山药;便赤,加泽泻、麦冬。

赤白浊,水火不分。

分清汤:益智仁、萆薢、菖蒲、赤茯苓、车前子、猪苓、白术、泽泻、陈皮、枳壳、升麻、甘草,水煎服。

益气汤,加茯苓、半夏、山茱萸、山药、五味子、萆薢、远志肉,又以归脾汤加五味子。

遗精

君火动而相火随之,梦遗。

黄连清心汤:黄连、生地黄、当归、人参、远志肉、茯神、枣仁、莲肉、甘草、麦冬,水煎服。

固真汤:黄芪、人参、白芍、茯苓、五味子、当归、白术、寸冬、巴戟、益智仁、枣仁、山药、泽泻、升麻、酒黄连、黄芩、酒黄柏、知母、莲蕊、甘草梢,水煎,空腹服。

心神不安,肾虚遗精。

固精丸:酒柏一两,知母(盐炒)一两,牡蛎(煅)三两,龙骨(煅)三两,芡实三两,莲蕊三两,茯苓三两,远志肉三两,山萸肉三两。共为细末,山药糊丸,朱砂为衣,米汤送下。

滑精,梦遗,久不止者。

滋补汤:八珍汤,加杜仲、牛膝、天冬、枸杞、龙骨、麦冬、莲蕊、补骨脂、甘草、金樱子、牡蛎、远志肉。细末,山药糊丸,酒引送下。

镇神锁精丹:人参一两,茯神一两,远志肉一两,柏子仁一两,龙骨一两,枣仁(炒)一两,菖蒲一两,牡蛎(煅)四钱,

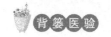

辰砂（为衣）五钱。共细末，炼蜜丸，枣汤下。

诸淋　关格

脉大而实者生，虚细而涩者死。夫淋者有五气、砂膏、瘀血、五淋。

心经蕴热，小便赤涩，热淋。

八正散：大黄、瞿麦、木通、滑石、萹蓄、栀子、车前子、甘草、灯心草，水煎。

治五淋神方。

海金沙散：当归、雄黄、川牛膝、大黄（酒炒）、木香、海金沙各等分。共细末，每服三钱，空腹温酒引下。

淋涩兼红淋。

滋阴清火散：当归、生地黄、九地、知母、黄柏（盐炒）、黄芩、黄连、桑白、木通，水煎服。

久不止者。

滋阴散：四物汤和二陈汤，加升麻、柴胡、牛膝、酒柏、知母（蒸炒）、白术、苍术（露一宿），水煎服。

补中益气汤，加川芎、白芍、熟地黄、半夏、茯苓、牛膝、知母、黄柏、苍术。

血淋。

阿胶二两，猪苓三钱，泽泻一两，滑石一两，赤茯苓一两，车前子五钱，水煎服。

关格上焦痰壅，两手脉盛也。

夫关格者，膈中觉有所碍，则升不升，欲降不降，饮食不食，此为气之横格也。

枳缩二陈汤：枳实、缩砂仁、茯苓、贝母、陈皮、苏子、瓜蒌仁、厚朴、川芎、木香、香附（童便炒）、沉香、甘草，生姜煎。

阴阳关格，前后不通，寻常通利大府，小水自行。其中有一症转胞，诸药不效，则胀满闷乱而死矣。用甘遂末水调敷脐下。内以甘草节煎汤饮之，药汁至脐二味相反，胞自转矣。小水来如涌泉。此救急之良法。

遗溺

夫遗溺者，心肾气虚，阴气觉冷。膀胱传送失度，遗尿失禁之患也。大宜温补清心，产后致伤膀胱，小儿胞冷，小便不禁，出而不觉者，是有热不禁。

五苓散，去桂，加黄柏、黄芩、黄连、栀子、山茱萸、五味子，水煎服。

小便不禁，虚弱者。

五苓散和四物汤，加山茱萸、五味子。

夜尿频。

缩泉散：乌药、益智仁，山药糊丸，空腹盐汤下。

尿不禁。

鸡内金（男用雌，女用雄），共细末，白汤化下。

体虚瘦弱。

黄芪、人参、白术、山药、益智仁、山茱萸、当归、白芍、炙甘草、枣仁，水煎服。

小便闭

膀胱有热，便闭不通。

导水散：当归、瞿麦、车前子、滑石、赤茯苓、泽泻、猪苓、木通、黄连、知母、石莲子、黄柏、栀子、甘草，灯心草引。

小水不利，百法不奏效。

万功散：陈皮、半夏、赤茯苓、猪苓、泽泻、白术、木通、

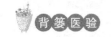

黄芩、升麻、栀子、甘草，水煎服。

大便闭

用猪胆投热酒中，服立通。

又朴硝末，大茴香煎汤下。

大便不通者，噎塞燥闭。

润肠汤：当归、生地黄、熟地黄、桃仁、红花、升麻、甘草、大黄、火麻仁、槟榔，水煎服。

导气丸：木香、槟榔、麻仁、枳壳（切作四片，用皂角三寸、生姜五片、巴豆三个，同枳壳槌碎煮，枳壳熟后去三味，将枳壳焙干，细末）。入前三味药同末，炼蜜丸，汤调下，不拘时服。

杏仁、枳壳、火麻仁、陈皮、阿胶、防风，细末，蜜丸服。

二便闭

大黄、皮硝、牙皂，水煎，立通。

用治二便方。

炒盐入脐中，麝香少许入内，上敷蒜片，用大艾炷于脐上灸之，立通。

皂角炒末，酒打面糊丸，每服二十丸，酒温送下，立通。

瓜蒂五钱，川乌三钱，草乌（炮）三钱，白芷三钱，牙皂三钱，细辛三钱，胡椒一钱，麝香二分。共细末，吹入肛门内，即效。

痔漏　体气

脉沉小实者易治，浮法软弱者难愈，由于酒色过度湿热而得之，冲则为痔，久则为漏，治以凉血清热。

痔疮初起肿痛。

祛风辟毒散：黄连、黄芩、黄柏、连翘、赤芍、枳壳、酒军、苦参、槐花，水煎服。

阴虚火盛，痔疮湿毒不解，虚弱者。

祛毒养荣汤：当归、白芍、生地黄、酒连、黄芩、酒柏、知母、连翘、升麻、荆芥、槐角、皂角子、皂刺、天花粉、黄芪、人参、甘草节，水煎，空腹服。远酒色，戒淫欲，则愈。

专治通肠痔漏。

莲蕊散：莲蕊一两，当归五钱，五倍子五钱，黄连五钱，乳香五钱，没药五钱，矾红四钱，黑丑（炒）一两，大黄（半生）一两。共细末，服药前一日晚勿食，晚饮，次日空腹用淡猪肉汤一钟、酒一钟共合，冲服药三钱，午后便出五色相杂。

治痔漏。

猬皮丸：刺猬皮（酒炒黄）一个，当归二两，槐角（炒）二两，酒连一两，核桃仁三十六片，地骨皮（炒）二两，炙甘草一两，乳香二钱。共细末，醋糊丸，每服三十丸，白汤或酒送下。

脏连丸：六味丸，加黄连、人参、知母、黄柏、当归、天花粉、皂角、槐角。共为细末，装入雄猪大肠内甑蒸熟，将药肠入石器内捣，然如不黏再加饭为丸，空腹白汤送下。

治多年痔漏，一服除根。

收功补漏丸：茯苓二两，赤茯苓二两，没药二两，补骨脂（入石器内捣）四两，酒浸，晒春秋三日夏二日冬五日，蒸熟晒干细末，酒糊丸，加入地黄丸全料同丸服。

痔漏、热证、瘀血、作痛，取出恶物，通利大小肠。

川芎、白芷、赤芍、枳壳、阿胶、莪术、生地黄、茯神、木通、五灵脂、桃仁、大黄、茯苓、甘草，生姜三片，蜜一匙服。

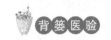

止痛生肌，神效。

生肌散：五倍子（炒黄色）一两，乳香一钱，没药一钱，儿茶一钱，枯明矾五分。共细末，用竹筒吹入漏疮口内。

治体气并口齿恶臭方。

丁香五钱，藿香四钱，零陵香二两，甘松三两，香附一两，白芷一两，当归一两，桂心一两，槟榔一两，益智仁一两，白蔻一两，麝香一钱。共细末，炼蜜丸，每噙化三丸，至二十日体香。

主治五膈噎，诸虚，百损，五劳七伤，体气、口气、杂气，一切诸般臭气，口齿臭。服此七日，身体遍香，常服体健壮，阳滋阴补益，其功不可尽述也。

透体气香丸：沉香、木香、丁香、藿香、零陵香、乳香五钱，檀香五钱，麝香一钱，甘松一钱，没药一两，缩砂一两，丁香皮一两，官桂一两，白芷一两，细茶一两，槟榔一两，香附一两，人参一两，山柰五钱，细辛五钱，儿茶五钱，白蔻五钱，益智仁五钱，当归五钱，川芎五钱，乌药五钱，樟脑一钱，薄荷一两。共细末，炼蜜丸，先用粉草半斤，水煮汁，去渣，熬膏，和药捣丸。每一丸，黄酒送下。

脱肛

升阳除湿汤：升麻、柴胡、防风、麦芽、泽泻、苍术、陈皮、神曲、猪苓、甘草，水煎，空腹服。

提气散：黄芪、人参、白术、归身、白芍（炒）、干姜、柴胡、升麻、炙甘草、羌活，水煎服。

洗法：五倍子（炒），枯矾末，煎水熏洗，芭蕉叶或荷叶，缓抹，擦之即止。

方：蜘蛛（烧存性）七个，末，香油调抹，每用少许。

诸虫

虫者，胃虚弱而生，脉沉实者生，虚大者死，诸般虫积、痞积，面色黄瘦软弱，如生食东壁土。

指速七气汤：青皮、陈皮、三棱、莪术、香附、益智仁、藿香、官桂、桔梗、大黄、槟榔、甘草，水煎，五更空腹服。

治诸虫。

万应丸：大黄八两，黑丑三两，槟榔四两。共细末，用苦楝根皮一斤，皂角十支，水煎成膏，和煎前药丸，外用沉香、木香各一两细末。擂丸，先用沉香为衣，后木香为衣，每服三丸，砂糖引。

洗榻散：五倍子、花椒、蛇床子、苦参、白矾，葱煎洗。

头痛

头痛短涩应须死，浮滑风痰必易除，
寸口紧急短浮弦，皆主头痛无他异。

——出自《脉诀》

主治一切头痛，不问左右、新久，通治如神。

清上蠲痛汤：当归、川芎、白芷、细辛、羌活、独活、蔓荆子、苍术、麦冬、黄芩、菊花、防风、甘草，生姜引。左边痛，加红花、柴胡、胆草、生地黄；右边痛，加干葛、黄芪；正额上眉棱骨痛，痰壅，加天麻、半夏、山楂、枳实；当顶痛，加藁本、大黄；风入脑，加麦冬、木瓜、荆芥、苍耳子；气血虚，加黄芪、人参、白芍、生地黄。

主治一切头风，妇人血风，浑身瘙痒，游风如虫行者。

追风散：防风一两，芥穗一两，羌活五钱，川芎一两，白芷五钱，白姜虫八钱，天麻五钱，石膏（煅）一两，白附子五

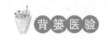

钱,地龙五钱,全虫五钱,南星一两,川乌、草乌各(俱炮,去皮尖)一两,雄黄三钱,乳香三钱,没药三钱,炙甘草一两。共细末,每服五分,清茶送下。

痰厥头痛,恶心头旋,眼黑气喘,四肢冷,身重如山,胃气虚损停痰而致也。

半夏白术天麻汤:天麻、半夏、白术、陈皮、黄芪、党参、神曲、茯苓、干姜、酒柏、泽泻、苍术、麦芽,生姜引,水煎服。左痛者,血虚热,当归、川芎、生地黄、酒柏、蔓荆子、知母、酒芩、酒连、焦栀子、防风、荆芥,水煎服;右痛者,气虚也,补中益气汤,去柴胡,加半夏、藁本、川芎、酒柏、细辛,姜、枣引,水煎服;左右俱痛,气血俱虚,黄芪、党参、炙甘草、苍术、川芎、升麻、蔓荆子、柴胡、陈皮、酒柏、当归、细辛,水煎服;偏正头痛,风虚,羌活、白芷、细辛、川芎、蔓荆子、薄荷、防风、甘草,共细末,每服三钱,白水送下。

面病　鼻病

面生疮者,上焦火盛也。

清上防风汤:荆芥、防风、连翘、栀子、黄连、薄荷、酒芩、川芎、白芷、桔梗、枳壳、甘草,水煎,入竹沥。

面唇紫黑,阳明不足也。

升麻白芷汤:防风、白芷、升麻、芍药、苍术、黄芪、人参、干葛、甘草,姜、枣引。

面生粉刺者,肺火也。

清肺饮:连翘、川芎、白芷、黄连、黄芩、荆芥、桑皮、苦参、栀子、贝母、甘草,水煎。

点痣方。

巴豆七个,石灰末,共细末,倒入硼碱水,入糯米在内,候米烂,将痣用针搅动点膏,三日不洗自脱落。

酒渣鼻。

明雄一钱,硫黄五分,铅粉一钱。共细末,乳汁涂。

鼻塞流浊涕,肺热闭,不闻香臭。

神愈散

细辛白芷与防风,羌活当归半夏芎,

桔梗茯苓陈皮草,十般等分锉同服,

三钱薄荷姜煎服,气息调匀鼻窍通。

治脑漏。

防风、荆芥、独活、连翘、藁本、辛夷、细辛、菖蒲、牙皂、甘草,水煎服。

牙皂、细辛、菖蒲,共细末,塞鼻。

鼻流浊涕,风热在脑。

苍耳子二钱,辛夷二钱,白芷一两,薄荷五分,水煎服。

鼻流出臭脓水,名脑漏。

辛夷、黄芪、人参、当归、白芍、川芎、白芷、细辛、酒芩、甘草,灯心草引。

鼻疳。

乳香五分,没药五分,儿茶一钱,鸡内金(炒)一钱,共细末,擦患处。

男子酒渣鼻。

雄猪胆,调酒服,每日早服,半月不过全愈。

鼻渊、脑漏、头眩。

敛神汤:人参、防风、麦冬、当归、酒芩、甘草、小草(远志)、酒连、蔓荆子、升麻、天麻、半夏、苍耳子、黄芪,水煎,食后服。

脑漏腥臭,外感寒邪,虚亏元阳。

防风汤:防风、酒芩、人参、白及、麦冬、甘草、知母、白

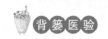

芍、生地黄、酒柏、黄芪、酒连、当归、百合，水煎服。

鼻疳，通孔烂。

枯矾、角鹿霜、发灰，共细末，先用花椒汤洗净患处，后涂药。

耳病

思虑烦心而神散，故耳鸣及内痒。

安神复原汤：黄芪、党参、当归、柴胡、升麻、酒连、酒芩、酒柏、知母、防风、蔓荆子、麦冬、茯神、枣仁、枸杞、甘草、元肉引。

千金补肾丸：当归二两，白芍二两，九地二两，生芪二两，人参二两，干姜二两，山茱萸二两，茯神二两，菟丝子二两，附子二两，丹皮二两，蛇床子二两，泽泻二两，肉苁蓉二两，巴戟二两，远志肉二两，桂心二两，细辛一两，甘草一两，石斛一两，菖蒲一两，防风四钱，羊肾一只，山药二两。共细末，炼蜜丸，盐汤下。

虚火痰气闭。

通明利气汤：苍术、白术、川芎、香附、陈皮、酒柏、焦栀子、贝母、生地黄、酒连、玄参、木香、槟榔、粉草、酒芩，生姜、竹沥，煎服。

耳内生疮出脓水。

枯矾末，麝香二分，共细末，吹入耳内即安。

上热，耳出脓汁。

炙甘草、升麻、木通、赤芍、桑白皮、生地黄、赤茯苓、蔓荆子、前胡、菊花，姜、枣煎服。

六味丸、益气汤、四物汤、小柴胡汤、归脾汤、逍遥散，随证用之。

口舌

口舌生疮，肺热咽痛。

导赤散：黄连、黄芩、栀子、木通、泽泻、生地黄、麦冬、甘草，生姜引，水煎服。

上焦心胃火盛，口舌生疮，咽喉肿痛，牙齿肿痛，面肿。

清胃泻火汤：连翘、桔梗、黄连、黄芩、栀子、干葛、玄参、升麻、生地黄、薄荷、甘草，水煎服。

口疮、喉痛、牙痛妙方。

硼砂一钱，儿茶五分，明雄三分，青黛三分，玄明粉二分，胡连三分，冰片三分。共细末，抹疮上，即止。

生舌方。

用活蟹一个，炙干，细末，敷贴舌上，合口立效。

舌肿硬。

百草霜，海盐为末，井水调贴白鸡冠血，点舌根。

舌胀出口外，是蜈蚣毒也。

雄鸡冠血浸之，即收入。

烂唇　牙齿

肝怒火，风热传脾，口唇肿胀。

柴胡清肝散：柴胡、黄芩、黄连、栀子、当归、川芎、生地黄、升麻、甘草、牡丹，水煎服。脾胃弱，去黄芩、黄连，加白术、茯苓。

阴虚火动，唇燥裂如烂。

滋阴地黄丸：生地黄、山茱萸、山药、五味子、麦冬、肉苁蓉、当归、枸杞、菊花、巴戟。共细末，炼蜜丸，每服百丸，白汤送下。

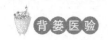

牙痛肿胀，面肿，头脑痛，胃热。

加味清胃散：归尾、丹皮、升麻、黄连、生地黄、防风、荆芥、石膏，水煎服。半边痛，加防风、白芷、羌活、细辛；根脱血出，加萹蓄、黄柏、黄芩、荆芥、栀子；虚损，加人参、甘草、知母、黄柏；满口浮而痒，加连翘、玄参、芍药；小儿牙疳，乳母服加天花粉、玄参、白芷。

胃有实热，牙齿上片肿痛。

凉痛饮：连翘、栀子、芒硝、黄芩、薄荷、大黄（酒炒）、知母、升麻、石膏、黄连、甘草，水煎服。如风牙肿痛，加草乌、细辛、蝎梢、冰片、姜虫，共研末，搽患处，开口流涎即愈。

风肿痛。

保牙散：石膏一两，川乌六钱，草乌六钱，花椒三钱。共细末，涂抹后，漱口。

巴豆三枚，川椒七枚，共细末，饭丸贴痛处，即安。

风火虫痛。

花椒、胡椒、白矾（半生半枯），食盐，共细末，搽手漱口。

冷风痛。

白芷、细辛、良姜、荜茇、川椒、香附、露蜂房各等分为末，搽牙、搐鼻，漱口即愈。

胃中客热，牙疳腐烂出血口臭。

甘露饮：枇杷叶、石斛、黄芩、枳壳、天冬、寸冬、生地黄、甘草、熟地黄、茵陈，水煎。

搽牙疳方：川椒（炒）三钱，铜青一钱，硼砂一钱，共细末，搽手，漱口立愈。

牙疳虫痒痛口臭。

鸡内金一两，白芷五钱，铜青一钱，麝香二分，共细末，盐水漱口。

牙疳久不愈。

硼砂一钱，枯矾一钱，芦荟五分，青黛三分，轻粉二分，明雄二分，冰片三分，共细末，搽牙痛处。

牙痛风火虫动，长痛不止。

马蜂巢、白蒺藜、花椒、艾叶、葱头、芥穗、细辛、白芷各等分。上用醋煎，口噙良久吐出即瘥。

虫牙蛀痛，诸药不效。

救苦丹：蟾酥（细末，乳汁调和）三分，雄黄二钱，细辛二分，冰片二分。共细末，病在牙缝中，口吐流涎愈。

虫牙肿痛。

内服清胃散，外敷明雄，麝香少许，搽入孔中虫死愈。

眼疾

眼疾暴发，赤肿如桃，痛涩难闭。

祛风清热散：生四物汤，加黄连、黄芩、栀子、连翘、薄荷、防风、荆芥、羌活、桔梗、枳壳、甘草、白芷梢、灯心草，水煎服。肿痛，加芒硝、大黄；风热，加蔓荆子、牛蒡子；眼珠痛刺，加天麻、川乌；犯眼疮，加朱砂；生翳，加白蒺藜；撞伤，肿，加大黄；撞伤，血气攻心肿，加桃仁、大黄。

主治暴发赤肿，睑高苦痛。

救苦汤：连翘、桔梗、红花、细辛、当归、炙甘草、苍术、胆草、羌活、升麻、柴胡、防风、藁本、黄连、生地黄、黄柏、黄芩、知母（阳明）、川芎（少阳），水煎。

眼疾暴发，新久如神。

生地黄、羌活、白芷、独活、甘草、薄荷、防风、荆芥、木贼、菊花、草决明、黄连、黄芩、黄柏、大黄、连翘、桔梗、归尾、川芎，共细末，炼蜜丸服。

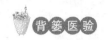

治暴发火眼，气虚血热，久不愈而肿不散。

泻火升阳汤：黄芪、党参、甘草、柴胡、栀子、菊花、枳实、枸杞、当归、黄芩、川芎、升麻、薄荷、藁本、生地黄、胆草，水煎，酒引。

脾胃弱元气虚，心与三焦火盛，眼疾内障。

冲和养胃汤：黄芪、人参、炙甘草、当归、白术、酒芍、防风、茯苓、柴胡、升麻、葛根、羌活、黄连、黄芩、五味子、干姜，水煎服。

主治一切眼疾，生翳膜，血涩目赤痛，迎风流泪，黑睛遮光，劳受风寒。

养肝丸：羚羊角五钱，生地黄一两，熟地黄一两，肉苁蓉一两，枸杞一两，防风一两，草决明（炒）一两，菊花一两，羌活一两，当归一两，蒺藜一两，楮实五钱，羊子肝（蒸，焙干）。共细末，炼蜜丸，盐汤送下，每三十丸。

壮水明目丸：六味丸，加当归、川芎、生地黄、蔓荆子、菊花、黄连、柴胡、五味子。共细末，炼蜜丸，每服五十丸，酒引送下。

点眼方，远年近日，烂眩翳障，青盲肿痛，百症皆效，仙方。

蕤仁（去油皮）三钱，珍珠二分，琥珀二分，熊胆一分五，牛黄一分，麝香（生研）五厘，片脑一分五，蜂蜜一钱。共细末，搅匀点眼，凉久神效。

拨云龙光散：蕤仁（去壳油）五两，牛黄二分五，细磁器五分，珍珠五分，硼砂三钱，琥珀五分，熊胆五分，硇砂一分，当门子（麝香）一分，白丁香一分，海螵蛸六分，冰片六分，人龙（蛔虫）二分。共细末，点眼，其效如神。

喉痹

脉寸口浮洪者是也，微而伏者死。喉痹危急，须针十宣穴或两手大指甲根出血为度。

不测急慢，咽喉肿塞不通。

闭关散：盆硝四钱，姜虫一钱，青黛八分，甘草一钱，麝香一分，蒲黄五分，马勃三分，片脑一分。共细末，新汲水调下一钱，痹出血即愈。

治咽喉肿痛，痰壅上焦实热。

清咽抑火汤：黄连解毒汤，加连翘、防风、薄荷、桔梗、朴硝、知母、玄参、牛蒡子、大黄、生甘草，水煎服。

喉痹，虚火上升，内生疮，热闭。

四物汤，加川柏、知母、天花粉、甘草、玄参、桔梗，水煎，竹沥汁服。

喉痹，咳痰潮热。

地黄丸，加黄柏、知母、桔梗、天冬、寸冬、甘草，水煎服。口噙硼砂，咽化下，奇效。

喉痹，吐泻，或不能言，四肢厥冷，服凉药不愈者。

通关散：干姜、人参、白术、炙甘草、茯苓、桔梗、防风、薄荷、荆芥、附子。

喉风等症。

起死回生散：蜈蚣（焙）二钱，胆矾一钱，全虫（炒）三钱，蝉蜕一钱，蟾酥三钱，姜蚕一钱，山甲珠三钱，乳香一钱，川乌尖一钱。共细末，每服一钱，小儿酌减。用葱头酒引送下出汗为度，忌羊、猪、鸡、油、麸七日。

主治双单蛾，喉风，肿痛。

胆矾三钱，硼砂二钱，鸡内金二钱，枯矾二钱，百草霜二

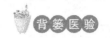

钱。共细末，吹喉后，用薄荷汤漱口。

时气缠喉塞不通，牙关紧急不省人事。

神应散：明雄、枯矾、藜芦、牙皂（炒），共细末，吹入鼻中，吐痰，神效。

治痄腮肿痛，疙瘩。

防风、荆芥、羌活、连翘、牛蒡子，甘草煎。

痄腮疙瘩及吹乳肿。

南薄荷，斑蝥（炒去足翅），共细末，每一分酒下。服此药后再连服滑石、甘草。又治瘰疬毒，名内消丸，乌鸡子清丸。

主治喉痹后声音不出。

苏子二两，诃子二个，杏仁三十个，百药煎一两。共细末，每二钱至三钱，热酒调下，其声自出矣。

结核

结核者，湿痰流注不散也。坚硬如果中核也，其症不定，有生在项颈，或在胸肋，或在手足，或在臂、腋下，不红不肿，不作脓血溃，但令热，气核自消失矣。以二陈汤加竹沥服。

梅核气者，至碍于喉之间，咯不出咽不下，因喜怒太过，积热蕴致而成，痰气，湿热郁结。治宜导痰开物，清热顺气为主。

二陈汤加川芎、香附、山栀、黄芩、枳壳、苏子（炒），水煎服之。

主治梅核气。

半夏厚朴汤：半夏二钱，厚朴二钱，紫苏二钱，茯苓二钱。如胸不利，加黄连、吴茱萸汤、炒瓜蒌仁、贝母同前，厚朴汤合剂服。

咽喉间肿硬或腋下遍体肿之。

消解散：南星、半夏、陈皮、枳实、桔梗、前胡、黄连、白附子、连翘、赤芍、防风、独活、莪术、木通、苏子、甘草、柴胡、蔓荆子。上锉，生姜三片，灯心草水煎服。

男妇大人小儿遍身疙瘩，不红不痛。

白头翁根皮二斤，分作四服，每服四两用酒煎，一日分三次服，二日服完。草麻子一斤（去壳，入雄猪肚内，酒煮肚烂为度），取出晒干为末，用前猪肚捣丸，酒送下，一日服三次。

妇人遍身结核，宜内汤消解。

二陈汤，加当归、川芎、白芍、枳实、黄连、香附、桔梗、胆草、连翘、防己、羌活、柴胡、甘草，生姜三片，水煎服。

手足俱有核，胸中胃脘至咽门，狭窄如线穿痛，风痰气热闭结。

导痰汤：陈皮、半夏、枳实、枳壳、桔梗、前胡、黄芩、香附、荆芥、羌活、木香、槟榔、姜虫、射干、甘草、威灵仙，生姜三片引。

痰气结核肿大。

牛蒡子、枳实、姜虫、防风、桔梗、黄芩、连翘、贝母、海藻、金银花、枯矾、夏枯草，水煎服。

梅核气方。

苏梗、陈皮、厚朴、南星、半夏、茯苓、枳实、青皮、砂仁、益智仁、白蔻、神曲、槟榔，生姜三片，水煎服。

瘿瘤

夫瘿瘤者气，血凝结不散所伤。循环无碍所滞之。患瘿有五种：石、肉、筋、气、血；瘤有六种：骨、脂、脓、血、石、肉是也。

消瘿汤：海藻一两，龙胆草一两，海蛤粉一两，通草（昆

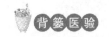

布烧)一两,枯矾五钱,松罗一两,半夏四钱,白芷一两。共细末,每服五钱,酒煎,忌甘草毒物。

治瘰瘤恶疮,便毒漏,久不愈。

蜡矾丸:白矾四两,黄蜡三两,熔化为丸,每服三十丸,白汤下。

主治气瘿瘤方。

海藻(洗)、昆布(洗)、海带、海螵蛸、海粉(飞过)、海螺(煅,醋淬)。

如瘿在项下。

摇者用长螺,不摇用元螺各等分,细末炼蜜为丸。夜睡时,口噙含化下一丸,其功效如神。

沉香一钱五分,乳香一钱五分,丁香一钱五分,藿香一钱五分。上用腊月母猪眼睛七个,同药酒煮三炷香,时露一宿,焙干,炼蜜丸细末,临卧噙化一丸。用海藻一斤洗净,酒浸饮之,加昆布等分细末,炼蜜丸含化下。

肺痈 肺痿 心漏

夫肺痈者,由寒热之气致于肺,结聚所成也。其脉寸口数而实为痈,短而涩者自痊。浮大者,难治之疾。

咳嗽吐脓血,腥臭不可闻者,肺痈也。

黄芪、防风、金银花、忍冬藤、金佛草、牛膝、桔梗。用鸭一只,将药入其肚内,好酒煮,热熟,先吃鸭,后药焙干,细末,酒调服,再服净脓汤。净脓汤,甘草四两,水煎,顿服。

化痰止嗽丸:枯矾二两,百草霜一两,共细末,水丸,人参五味汤下。肺虚咳嗽,不宜用。白鸭(去内脏)一只,薏仁一两、杏仁一两,入其腹中,蒸熟,去药吃鸭肉,补肺虚。

不明病,口嚼生黄豆不觉豆味,肺痈也。

以薏苡仁炒为末，糯米饭丸或入米煮亦可，水煎服，下脓血，安。

治肺痈，双膈膜不致溃透心肺。

蜡矾丸：白矾四两，黄蜡（熔化）三两。

肺痿者，吐出黄色涎沫，痰涎带粉红色，久咳不已，汗出通度，便如烂果，下如豕脂或多出涎沫而无脓者，胸中隐隐而痛，辟辟而燥咳肺弱无力。

薏仁散：黄芪、人参、当归、白芍、五味子、麦冬、黄芩、桑白皮、百部、薏苡仁，生姜三片，水煎服之。

胸膛有孔，常出血水者，谓心漏也。

鹿茸（酥炙黄）、大附子（去皮脐，炮）、盐花，各等分，共细末，枣肉丸，每服三十丸，空腹，温酒送下。

漏疮，血水出不止。

蛇皮（烧灰）三钱，五倍子（炒黄色）五钱，龙骨五钱，川续断五钱，乳香三钱，没药三钱，共细末，先以花椒煎汤洗疮，每日敷贴三次。

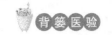

妇科治验

调经诸方

四物汤：当归、川芎、白芍、熟地黄，水煎，温服。

血气实也，加生地黄、黄连、香附、桃仁、红花、元胡、丹皮、莪术。常不及期，而行者血热也，加生地黄、黄连、黄芩、白芷。经水常过期而来者，血虚，加当归、生地黄、黄芪、甘草、桃仁、红花少许。肥人是气虚痰阻，去地黄，加党参、黄芪、甘草、茯苓、半夏、陈皮、香附。常过期，紫黑血斑也，成块者，腹痛，加生地黄、香附、黄连、元胡、五灵脂、乳香、没药。如过期，血淡色者，痰多血少，合二陈汤煎服。二三月一行者，痰盛闭塞经脉，以导痰汤加川芎、当归、香附、苍术、白术。经水滴来滴断，寒热如月者，合小柴胡汤服。经行过三五日，腹中绵痛，滞气未尽，加槟榔、木香。经行后作痛者，气血虚也，合四君子汤。经事欲行，脐腹大痛，血涩也，加川楝子、小茴香、元胡、木香、槟榔。经行时忽着，气恼心腹，腰肋痛，脉弦急，瘀血作痛，加桃仁、红花、元胡、莪术、青皮，行水自愈。经水行不止，炒阿胶、地榆、芥穗。筋骨肢节遍身痛，血受风湿，加羌活、防风、秦艽、官桂。血崩不止，加芥穗（灯烧）、升麻、蒲黄（炒）、白术、香附、黄芩。崩漏，加沙参、益母草、香附、阿胶、蒲黄、陈皮、白术、甘草，去当归。赤白带下，加柴胡、升麻、半夏、茯苓、苍术、黄柏、知母（酒炒）、干姜（炮）。胎动下血，加阿胶、艾叶（醋炒）、黄芩、白术、砂仁、香附、糯米。胎死腹中，加官桂、白芷、麝香。产后恶露不行，加益母草、桃仁、苏木。产后晕昏不醒，加四君子汤、干姜、香附。腹中气块，加木香、槟榔。血积块痛，加三棱、莪术、官桂。口干烦渴，加麦冬、干葛、乌梅。骨蒸痨热，加知母、柴胡、地骨皮。小便闭，加泽泻、木通。大便闭，加桃仁、大黄。虚烦不眠，加竹叶、人参、枣仁、远志、茯苓、辰砂。呕吐，加藿香、半夏、砂仁、陈皮。泄泻，加茯苓、白术、莲肉、山药、炮姜。月经先期，紫黑块痛，手足冷痹，胸痞，加黄芩、荆芥、香附、小茴香、元胡、续断、杜仲、地榆、甘草。血块作痛，加三棱、莪术、青皮、陈皮、小茴香、香附、吴茱萸、元胡、木香、甘草，姜、枣煎。经水不行，逆经吐血，加大黄（炒），入童便调服。衄血，去地黄，加桃仁、栀子、大黄、甘草，童便服。经行三日后复来多不止，加伏龙肝、地榆、蒲黄、黄柏、侧柏、黄连、茯苓、栀子、甘草。

经不调，腹痛，赤白带下，淋漓不止，眩晕体虚。

十全大补汤，加香附、陈皮、元胡、砂仁、阿胶、沉香、小茴香、吴茱萸，姜、枣引。

室女，十四岁经脉初动心，腹胀满，浑身痛。

小温经汤：桂枝、白芷、白术、当归、川芎、熟地黄、白芍、枳壳、羌活、柴胡、砂仁、黄芩、香附、小茴香、甘草、元胡。咳嗽，加杏仁、五味子、桔梗，生姜三片，水煎服。

利气散：香附、黄芩、枳壳、陈皮、藿香、小茴香、白术、元胡、砂仁、草果仁、甘草、厚朴，共细末，空腹，细末。汤或酒调下。

室女，十五六岁，经脉不通，日夜寒热，恶心吐，腹块结痛，四肢困。

四物汤加香附、枳壳、柴胡、黄芩、陈皮、三棱、莪术、白芷、元胡、小茴香、白术、青皮、砂仁、肉桂、甘草，水煎，空腹服。

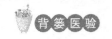

室女，十七八岁，经脉不通，或百日半年颜面青黄，寒热头眩，腹结痛胀，烦满，气血弱。

调经丸：香附三两，当归二两，白术四钱，枳壳四钱，赤芍四钱，陈艾四钱，陈皮四钱，小茴香四钱，川芎四钱，厚朴四钱，熟地黄四钱，青皮四钱，元胡四钱，砂仁四钱，三棱四钱，莪术四钱，牛膝四钱，白芷四钱，粉草四钱。共细末，醋糊丸，每服百丸，空腹，米汤下。四物汤加柴胡、黄芩、半夏、人参、麦冬、甘草、枣仁，生姜引，水煎服。八物汤或四物汤加香附、白术、人参、小茴香、柴胡、黄芩、茯苓、甘草、元胡、枳壳、干漆、砂仁、良姜、肉桂。咳嗽，加杏仁、五味子、款冬花。

室女，二十岁，经脉初动，沿身疼痛，手足麻木，寒热头痛。

五积散：苍术、厚朴、陈皮、甘草、白芷、当归、川芎、白芍、茯苓、羌活、独活、牛膝、桔梗、半夏、枳壳、麻黄，姜、葱引。咳嗽，加五味子、杏仁；泻，去枳壳，加肉蔻。

妇人二十三四岁，经不调，赤白带下，如梅汁，淋沥或成片，有阻气血，虚热渐生，骨蒸痨热，咳嗽食少。

大温经汤：八珍汤，加香附、鹿茸、吴茱萸、元胡、砂仁、陈皮、小茴、沉香、黄芪、阿胶、肉桂，生姜引。汗多，加枣仁、黄芪；嗽，加五味子、杏仁、半夏、桔梗；潮热，加柴胡、黄芩。

经闭

闭经之脉，肾涩微浮滑，断绝不均，肝脉沉而急则闭之候。

经闭，不论新久，虚实寒热通治。

清热通经汤：四物汤，加大黄、官桂、桃仁、红花、枳壳、枳实、苏木、黄芩、乌梅、厚朴，生姜三片，水煎。

经闭，腹中癥瘕块痛。

归术破癥汤：归尾、赤芍、川芎、白芍、青皮、三棱、莪术、香附、乌药、官桂、苏木、红花，水煎，酒下。

经闭，一二年不通，或吐血，便血，脐左下一块如碗口大，发热，咳嗽，吐痰。

养血调经丸：四物汤，加六味地黄丸，加益母草、栀子炒、香附米、陈皮，共细末，炼蜜丸，姜汤下。

血瘕作痛，脐下胀满，经不行，发热。

当归八分，桂心六分，元胡四分，酒芍六分，血竭六分，蒲黄六分，共细末，每服二钱，酒调下。

消积通经汤：香附米（醋炒）十两，艾叶（醋炒）二两，当归二两，川芎一两，赤芍一两，生地黄二两，桃仁一两，红花一两，三棱、莪术（俱醋炒）各一两，干漆（炒）一两。共细末，醋糊丸，每服八十丸，淡醋汤送下。

室女，月经不行，鼻衄不止，错经妄行，热潮于上。

四物汤加知母、黄柏（盐炒）、桃仁、红花、丹皮、茅根、侧柏叶、大黄，水煎，空腹服之。

经闭虚弱，咳嗽发热。

养血通经汤：四物汤，加丹皮、甘草、陈皮、白术、香附、柴胡、黄芩，水煎，空腹服。

通经调气汤：四物汤，加香附米、丹皮、柴胡、酒柏、知母、牛膝、桃仁、红花，服十数剂，水煎，空腹一服，食远一服。

妇女经闭，不论新久，下取良方。

乳香五分，没药五分，儿茶五分，巴豆五分，血竭五分，葱白五分，斑蝥五个。共为末，捣丸，绵裹三层紧入阴户中三寸深，外用绵紧入筒口，紧住，候许一炷香时，经水即下。

妇女胃气素弱，咳嗽痰喘，血热吐痰带血，盗汗，经水三月不行，悲伤肺气。

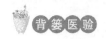

补中益气汤加桔梗、贝母兼六味丸。

崩漏

血崩带下脉宜迟者生，急大者死。沉小虚滑者生，紧数实者死。尺寸脉宜沉虚，为漏证。漏血脉浮者，不可治也。

经候崩漏，其色瘀黑，呼吸少气，脐腹冷痛，汗出如雨，尺脉微小。由于任脉虚衰，为冷风乘胸中，气不能固。

可灸下关元百壮。

漏下恶血，月事不调，崩暴不止，多下水浆之物。

升阳除湿汤：当归、黄芪、苍术、柴胡、升麻、藁本、防风、羌活、独活、蔓荆子、炙甘草，水煎服。后服，加党参二钱，又灸足太阴脾经，血海穴二七壮，百发百中。

妇女漏下，恶血多因气而使者。

四物汤，加党参、黄芪、白术、香附、蒲黄（炒）、地榆、升麻，水煎服。

血崩，气血俱虚，发热。

当归、川芎、白芍、黄芪（盐炒）、党参、防风、荆芥、艾叶（炒）、胶珠、蒲黄（炒）、酒连、酒芩、白术、地榆、生地黄（姜炒）、焦栀子、甘草，姜、枣煎服。

血崩，腹中刺痛，不可忍者。

蒲黄（炒）、五灵脂一钱，官桂一钱，雄黄一钱，甘草一钱，共为细末，每服一钱，姜汤调下。

崩漏，去血过多，眩晕恍惚，战栗。

复原养荣汤：人参、远志肉、枣仁、黄芪、荆芥、白芍、当归、地榆、白术、甘草、大枣，双枝水煎。

虚晕，烧铁缒，入醋碗内沸起，熏鼻即愈。

血崩久不止，经候凝结，黑血成块者，血瘀水泄暴下三四

日，烦心食少，以杀气为实，先理胃气为要。

益胃升阳汤：黄芪、人参、白术、陈皮、当归、柴胡、升麻、炙甘草、神曲、黄芩。腹痛，加白芍、官桂；口渴干，加干葛，水煎服。

用白乌鸡一只，入金樱子根四两，装入酒，蒸熟，去药食肉，酒炒。

妇人年五十岁后暴崩不止，不可以冷病治之。

可用黄连解毒汤加棕灰、连翘灰以渗其下，然后用四物汤凉血和经。

用百草霜半两，槐花一两，共细末，每服二钱，烧红秤锤淬酒下。

风热血崩。

芥穗炒焦为末，每服二钱，童便调下。

枯岩末，面糊丸指头大，每服一丸，温酒送下。

治血崩。

用棕皮烧灰，每服一钱，空腹温服，酒送下立止。

方用鸡子开顶去黄入银珠二钱，搅匀，烧灰存性，温酒食之。

带下

带下脉浮则肠鸣腹痛，满紧则痛，数则为阴中痒痛生疮，脉浮恶寒露下者，难治之疾也。漏白淫与男子白浊同也。

十六味保元汤：黄芪、人参、石斛、巴戟、茯苓、升麻、桂圆、贯仲、山药、独活、当归、莲蕊、酒柏、生甘草、杜仲、骨碎补。水煎服。热，加柴胡、黄芩；带盛，加芥穗、酒连、地榆；五心烦热，口渴，加知母、麦冬、地骨皮。

六龙固本汤：怀山药、巴戟、山萸肉、川楝肉、黄芪、补骨

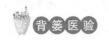

脂、小茴香、莲肉、人参，当归、川芎、白芍、生地黄（前四味用
童便酒浸，烘，炒干）。共细末，炼蜜丸，空腹，淡盐汤下，或
入斑龙胶一料丸服效。

腹冷胀痛，赤白虚冷，久无子息。

先服五积散，加香附、吴茱萸、小茴香，米糖去麻黄。后
服白凤丹丸药：黄芪二两，人参二两，川芎二两，白芍二两，
茯苓二两，当归二两，干姜二两，大附子二两，小茴香二两，
肉桂二两，白术二两，胡椒二两，艾叶二两，补骨脂二两，乌
药二两，炙甘草一两，香附米（醋炒）六两，苍术四两，吴茱萸
（炒）一两。上用白乌鸡一只，头足不用，入铁锅内，将药片盖
上，好酒煮烂，去骨，同药焙干为末，煮鸡酒汁打糊为丸，每
服五十丸，空腹，酒调下。

白带方。

补中益气汤，加黄柏、知母、香附、半夏、萆薢、川楝子，
姜煎服。

又用四物汤，加香附、陈皮、知母、黄柏、五味子、苍术、
牡蛎、椿根皮、人参、白术、白葵花，细末丸服。

赤白带下。

四物汤，加艾叶（醋炒）、香附、人参、阿胶、白术、茅根、
椿根皮（酒炒）、酒柏、地榆、茯苓、白石脂，共细末，醋糊丸。

**妇人赤白带下，上热下寒，口臭牙痛，耳鸣，寒热身痛，
吐酸水，心腹痛，下五色腥臭。**

清玉散：生四物汤，加丹皮、陈皮、黄连、升麻、甘草、半
夏、茯苓、苍术、香附、黄芩、柴胡，生姜引。

硫黄入豆腐中煮，一日黑为度，焙干，入白药煨细末，麸
糊丸，每次一钱，空腹，温酒调下。

干姜（炒）一两，百草霜二两，共细末，酒调下，空腹服。

鹿角烧灰，末，好酒调下。

干姜（炒黑）一两，白芍（炒）二两，共细末，每服一钱，米汤下。

硫黄（炒）五钱，胡椒四十九，共细末，温酒调服，又用鸡子入硫黄烧酒下。

硫黄五钱，乌梅肉三钱，捣丸黄豆大，空腹，酒送下。

蔓荆子炒细末，空腹，米饮下，能湿燥痰亦治心痛。

赤白带。

五倍子（炒）、桃仁（炒），共细末，每服二钱，空腹，烧酒送下。

虚劳

妇人虚劳之疾，皆因痨乎气血俱虚，咳嗽痰喘，无汗，胸膈不利。

茯苓补心汤：四物合二陈汤，加桔梗、枳壳、前胡、干葛、人参、紫苏、木香，姜、枣引。

诸虚百损，五劳七伤，通治。

至宝丹：当归、白术、白芍、茯苓、知母、贝母、香附、地骨皮、麦冬、陈皮、薄荷、柴胡、甘草，生姜引。后以归脾汤五剂，逍遥散、十珍汤、小柴胡汤、地黄丸、补中益气汤。

又用白凤丹：用白毛骨乌鸡一只，先以黄芪、当归、甘草末喂鸡七日，去肠，杂入当归二两，川芎二两，白芍三两，九地五两，山药三两，鹿角霜四两，天冬一两，人参二两，丹参二两，山茱萸三两，木瓜一两，胡连一两，知母三两，小茴香二两，寸冬二两，怀牛膝二两，秦艽二两，柴胡二两，鳖甲一两，甘草一两。共入缸坛内，酒醋末入内封口，桑柴火煮三昼夜，焙干末，炼蜜丸，空腹盐汤下。主治百病其效如神。

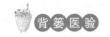

求嗣 妊娠

天地氤氲，万物化醇，男女媾精，万物化生。夫氤氲者升降凝聚之谓也。媾精者配合交感之谓也，否则独阴不成，独阳不生理，阴阳则合即当必成矣。种子之道有四：一择地、二养种、三乘时、四投虚也。益地则母之血也，种则父之精也。

调经种玉汤：四物汤，加白术、茯苓、陈皮、香附米、吴茱萸、元胡、丹皮。

先期者，血虚热，加条芩；远期者，寒也，加官桂、干姜、艾叶（醋炒），生姜三片煎。

种子济阴丹：香附米（四制）四两，益母草二两，胶珠二两，艾叶（醋炒）一两，当归四钱，白芍四钱，熟地黄（姜炒）二两，川芎一两，陈皮一两，半夏（香油炒）四钱，茯苓一两，白术四钱，酒芩一两，丹皮一两，吴茱萸五钱，元胡五钱，小茴香五钱，续断一两，没药五钱，寸冬一两，炙甘草四钱，山药一两，石斛一两，气虚加人参一两。共细末，酒糊丸，空腹，米汤或酒送下。

孕育子息在调经，理脾血，气充实，自然胎固孕成。

调经育子方：四物汤，加陈皮、白术、香附、砂仁、丹参、条芩、炙甘草，水煎服。热，加黄连；后期虚，加黄芪；腹痛块，加丹皮、元胡；皮肤热，加柴胡、地骨皮；赤白带，加半夏、茯苓、苍术、黄柏、知母（酒炒）、炮姜、升麻、柴胡；升阳除湿，肥盛痰满，加紫菀、南星、半夏、苍术、茯苓；经血过多，加黑姜、芥穗、地榆；经闭不通，加桃仁、红花、苏木；气恼，加乌药、香附、陈皮。

妇人无子仙方。

乌鸡丸：香附米（四制）一斤，白茯苓四两，当归二两，吴茱萸五钱，川芎一两，白芍一两，黄芪一两，黄柏一两，附子一个，熟地黄四两，陈皮四钱，山药一两，白术一两，莲肉（去心）一两，枣仁一两，知母一两，小茴香二两，阿胶珠五钱。共细末，用雄鸡一只，蒸熟连骨捣烂，同前药为丸，每服二钱，日三次。

妊娠恶阻，呕吐，闻食则吐，脉滑大俱匀，孕脉也。

保生汤：人参二钱，白术五钱，橘红五钱，香附子五钱，乌药五钱，甘草一钱。上锉，生姜五片，水煎。恶心，吐，加丁香，细末，姜汤下亦可。

恶阻，吐阻其饮食。

养胃汤：当归、白芍、白术、茯苓、陈皮、藿香、砂仁、神曲（炒）、半夏（汤泡，用杏仁炒，不伤胎气）、香附各等分，甘草少许，姜、枣引。

子烦，躁闷，乱心神。

竹叶汤：茯苓、防风、寸冬、黄芩、竹叶五片，水煎，温服。

子痫，痰涎潮涌，目吊口噤，不省人事者。

羚羊散：当归、川芎、防风、独活、茯苓、五加皮、薏苡仁、枣仁、杏仁、木香、甘草、羚羊角，生姜引，水煎服。

子悬，胃痛，心腹胀满，或临产惊恐气结不下，胎前一切诸症，宜此方加减治之。

紫苏和气饮：当归、川芎、白芍、人参、紫苏、陈皮、腹皮、甘草、生姜，葱白引。腹痛，加香附、木香；咳嗽，加枳壳、桑皮；热，加黄芩；呕吐，加砂仁；泄泻，加白术、茯苓；感冒，加羌活、麻黄；伤食，加山楂、香附；气恼，加香附、乌药。

子肿，七八月前后，面目虚浮，肢体肿满。

茯苓汤：当归、川芎、白芍、熟地黄、白术、茯苓、泽泻、条芩、栀子、厚朴、甘草、寸冬，水煎，温服。

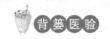

子气，妊娠三月之后，两足至脚面渐肿，腿膝足指间出黄水，喘闷行步艰难，水气之状名曰子气。

宜用天仙藤（青梅藤，洗，略炒）、陈皮、香附、乌药、木瓜、甘草、苍术、紫苏，生姜煎服。

子淋，谓妊娠小便涩痛，频数也。

子淋散：麦冬、赤茯苓、大腹皮、木通、甘草、淡竹叶十片引，水煎服。

转胞，胎肥，逼近于胞膀胱，但子淋点滴而痛，转胞频数出，少而不痛也。

五苓散：白术、茯苓、猪苓、泽泻、肉桂少许、阿胶珠，水煎服。

主治妇女转胞，男子小便不通，皆效。

冬葵散：冬葵子五钱，栀子（炒）五钱，木通三钱，滑石五钱。六七月以前不可用，滑胎。水煎服。

又以此方去木通，捣末，用螺肉捣，贴脐下，立通。

治转胞。

以八物汤，加陈皮、半夏服之，探口上，窍利。

治胎漏。

以四物汤，加条芩、白术、砂仁、香附、艾叶、阿胶珠，粳米一撮，水煎服。

一方不用艾叶，加炒蒲黄、陈皮、杜仲、续断、甘草，水煎服。

胎漏，有胎而血漏下，气血虚热。

芎归汤：当归五钱，川芎五钱。水煎，调入好酒，童便引，一服立止如神。

胎动出血，产门痛。

黄连二钱，细末后，酒引调下立止。

子死腹中或临产腹痛，跌扑损伤，露下恶血，胞衣不下，狂言鬼语，头痛身热，生产艰难通治。

佛手散：当归一两，川芎七钱，水煎，酒引，不产，服之立产。口噤，搬开灌之立醒。露下恶血，以童便酒引。

因事胎动不安，下血堕者。

八珍汤，加阿胶、黄芩、桑寄生、砂仁、白芷。

孕成立后，觉气不安，腹痛。

安胎饮：四物汤，加条芩、白术、砂仁、陈皮、苏梗、甘草，水煎服。下血，加炒蒲黄、阿胶；腹痛，加香附醋炒、枳壳。

气血虚弱，怀孕数月而堕者。

补中汤：黄芪、党参、白术、当归、川芎、白芍、干姜、阿胶、五味子、木香、杜仲、炙甘草，水煎服。

妇人常惯小产，过七月后不必服。

千金保孕丹：当归三两，川芎三钱，黄芪二钱，白术一钱，炙甘草一钱，防风一钱，熟地黄二钱，白芍一钱，人参二钱，知母一钱，黄柏一钱，升麻五分，益智仁八分，山茱萸三钱，水煎服。

妊娠八月可服此汤，缩胎易产，顺气补血。

千金保孕丹：当归一两，熟地黄一两，人参四钱，白术四两，条芩一两，陈皮一两，香附一两，续断四钱，杜仲四钱。共细末，糯米饭丸，白汤下。

保生无忧散：当归、川芎、白芍、乳香、枳壳、木香、甘草、血余，一剂，水煎，温服。

瘦胎散：枳壳五钱，香附三钱，甘草二钱。共细末，每服二钱，白沸汤送下。

达生散：当归、白术、白芍、人参、陈皮、紫苏、腹皮、炙甘草、枳壳、砂仁，水煎，葱白引或加黄杨脑七个，能瘦胎。

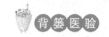

黄杨脑，黄杨树梢也。夏，加黄芩；春，加川芎；秋冬，加砂仁。血虚，加地黄；气滞，加香附。性急，加柴胡；热，加黄芩；食少，加砂仁、神曲；渴，加麦冬；食多易饥，加黄杨脑；有痰，加半夏油炒；胎动，加木香。

能止痛易产，七八月间服用。

束胎丸：茯苓八钱，陈皮三两，黄芩（夏用一两，春秋七钱，冬五钱），白术二两。共细末，酒糊丸，米汤下。

孕妇胎痛。

当归、川芎、条芩、阿胶、香附、元胡，水煎服。

孕妇心痛。

元胡五钱，当归五钱，乳香五分，甘草七分，水煎服。

孕妇大便闭。

当归、白芍、川芎、生地黄、枳壳、黄连，水煎服。

孕妇下痢赤白，腹痛。

当归、白芍、白术、茯苓、泽泻、木香、槟榔、黄连、黄芩、甘草，水煎服。白痢，去黄连，加干姜。

妊娠下痢脓血。

黄连、厚朴、阿胶、当归、艾叶、黄柏、干姜炒，共细末，米汤下。

孕妇泄泻腹鸣，手足厥逆。

理中汤，加肉蔻、砂仁，姜、枣煎。

孕妊月疾寒热，产后通治。

当归、川芎、白芍、青皮、陈皮、半夏、茯苓、槟榔、草果、良姜、紫苏、干葛、甘草，姜、枣引。

孕妇咳嗽。

贝母尖炒细末，砂糖拌丸，口噙化下，效。

孕妊吐沫，口噤，不省人事，语言错乱。

三合汤：四物汤，加陈皮、茯苓、远志肉、麦冬、竹茹、菖蒲、甘草、半夏（香油拌炒不伤胎气），生姜引。

孕妇风寒，咳嗽痰喘。

百合、贝母、紫菀、白芍、前胡、赤茯苓、桔梗、甘草，生姜五片，煎服。

妊娠怀鬼胎，如抱一鬼。

斩鬼丸：吴茱萸、川乌、秦艽、柴胡、僵蚕、巴戟，共细末，炼蜜丸，每七丸酒引下，出恶物。

癥瘕痞块。

消补丸：枳壳一两，槟榔一两，黄连一两，黄柏一两，黄芩一两，当归一两，阿胶一两，木香一两，共细末丸，米饮下，日三次。

妊娠遗尿失禁。

白薇、白芍酒炒，各等分细末，酒调下，日三次。

妊娠痰嗽，见红，痰多。

当归、熟地黄、天冬、寸冬、紫菀、桑白皮、杏仁、甘草、桔梗、黄芩、五味子、胶珠炒，各等分，竹茹一团引入小蓟汁同服。

妊娠伤寒治法。

妊娠伤寒，用井底泥、青黛、伏龙肝共末，调涂孕脐下二寸许，干再换药，以保胎孕。

伤风，发热、头痛、身痛。

紫苏、陈皮、香附、川芎、白芷、甘草，姜、葱引。

孕妇伤寒诸症，四物汤加味。头痛身热无汗，加麻黄、细辛；自汗，头痛项强，脉浮弱，加黄芪、地骨皮；中风，湿热身痛，加防风、苍术；胸满痛，脉弦，加柴胡、黄芩；大便硬，小便赤，加大黄、桃仁炒；小便不利，加茯苓、泽泻；小便赤如血

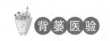

状，加琥珀、茯苓；身凉，微汗，腹痛，脉沉，加附子、桂少许；蓄血证，加生地黄、大黄；身热大渴，脉长大，加知母、石膏；发斑，加升麻、连翘；汗下后，嗽不止，加五味子、人参；汗下后，虚痞满，加厚朴、枳实；不眠，加栀子、黄芩；汗后，血漏不止，胎渴，加阿胶、炙甘草、黄芪；脉浮，头肿，腹痛，去地黄；食不下，自利，腹痛，去川芎、地黄，加白术、炙甘草、茯苓、黄芩；头痛项强，身热，口干，肋痛，加生地黄、柴胡、前胡、人参、甘草。

产育

产妇面赤舌青者，母活子死；面青舌赤，子活母死；口出沫涎，子活母死。唇青两口角沫出，身重寒热，舌青黑及舌上冷。此症子母俱死不可治也。

横生倒逆，产先露手足，或子死腹中，一切难产皆治神方。

催生神柞散：生柞树刺枝一握，甘草五钱，用新汲水入罐封，温服。

孕妇临产一二月不下者。

三合济生汤：当归二钱，川芎二钱，枳壳二钱，紫苏一钱，香附三钱，腹皮三钱，甘草一钱。水煎，腰痛时服之即产。

临产腰痛方。

催生如意散：人参一钱，乳香一钱，辰砂五分。上为末，临产之时急用鸡子清一个调茶，生姜汁冷服。急时顺正母子俱安。若子死或未死，芎归汤加苏叶酒煎，腹安。

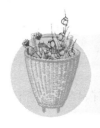

效验方总治

内科效验方

感冒

主治感冒,头痛、发热、冷、无汗。

葱白三根(带须,洗净),生姜五片,茶叶一撮,红白糖五钱,水煎服,盖被出汗,即愈。

治头痛、发热、冷、皮肤出瘾疹。

西河柳(一名纱柳、杨柳)一两,水煎服。

治头痛、发热、口渴、易出汗。

金银花五钱,淡竹叶或竹叶二钱,水煎服。

治感冒,咳嗽、吐痰、胸膈不利。

蜂蜜一两,苏子五钱,生姜三钱,炙苏子和姜,水煎服。

咳嗽

清肺化痰。

方一:橘红一钱,半夏二钱,陈皮二钱,茯苓三钱,桔梗二钱,枳壳二钱,杏仁二钱,苏子二钱,紫菀二钱,款冬花二钱,甘草一钱,瓜蒌壳二钱,贝母二钱,麦冬二钱,前胡二钱,姜、枣引。烦渴,加石膏三钱。

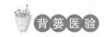

方二：酥油或猪板油一两，蜂蜜二两，苏子二两，细末，炼油、蜜，炙苏子，开水冲服。

治痰多不利。

炙麻黄三钱，炙五味子一钱，橘红二钱，甘草一钱，杏仁二钱，生姜三片，水煎服。

治老人气郁，咳不止。

贝母三钱，知母二钱，共细末，用白糖冲服。

治痰中带血。

白及三钱，贝母三钱，阿胶三钱，白糖三钱，水煎服。

气喘

治老人咳喘。

麻黄三钱，豆腐半斤。豆腐去盖装入麻黄，水煮后，去麻黄，吃豆腐，喝汤。

主治气喘。

葶苈子二钱，白芥子三钱，知母三钱，桂枝二钱，半夏二钱，麻黄三钱，石膏一两，苏子三钱，桑皮三钱，杏仁二钱，甘草一钱，大枣三个，生姜三片，水煎服。

治老人气虚喘。

核桃仁二两，茶叶二钱，共细末，炙蜂蜜二两，调冲服。

肺痈喘急

主治胸胀吐脓血。

方一：瓜蒌仁二两，贝母一两，白及一两，阿胶一两。共细末，食后冲服一钱。

方二：桔梗三钱，防己一钱，桑皮三钱，贝母三钱，瓜蒌仁三钱，杏仁二钱，薏苡仁三钱，黄芪三钱，百合三钱，甘草二钱,水煎服。

吐血

主治肺部出血。

白及五钱,藕节五钱,共细末,冲服一次二钱。

主治无故出血。

茜草根一两,细末,黄酒引,一次一钱。

治热郁、口渴、吐血。

儿茶五钱,细末,每次服一钱。

治妇女倒经,突然吐血。

桃仁四钱,红花二钱,当归尾二钱,川牛膝一钱,水煎服。

胃痛　心口痛

花椒(去目)二钱,开水泡,白酒引,冲一小杯。

治胃寒胀痛,生冷伤,呕吐。

丁香二钱,肉桂二钱,良姜二钱,胡椒二钱,共细末,冲服。

治气郁痛。

香附五钱,郁金五钱,细末,酒引。

治胃痛,瘀血作痛或吐血后痛。

元胡二钱,乳香一钱,五灵脂二钱,小茴香二钱,细末,冲服一钱。

治胃痛,大便干燥、口渴。

大黄三钱,甘草一钱,水煎服。

治胃胀膨,吐酸水,消化不良。

炒麦芽三钱,炒神曲三钱,炒山楂四钱,水煎服。

主治慢性胃病,吐酸水,大便稀或黑色者。

乌贼骨(海螵蛸)一两,贝母二钱,共细末,冲服一钱。

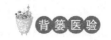

主治气滞血瘀刺痛。

五灵脂（醋炒）一两，香附子（童便炒）一两，共细末，每次二钱，开水冲。

治胃酸过多，消化不良。

瓦楞子（煅过）一两，神曲（炒）一两，共细末，每次二两，开水冲。

噎膈反胃

治噎，吃饭即吐，大便干燥，便出如羊屎状者。

当归一两，生地黄一两，水煎服。

治胃口狭窄，只能喝汤。

牛回草不拘多少，焙干细末，黄酒冲服。

主治胃内干燥、大便坚硬、闻食即吐。

用威灵仙一两，水煎，蜜水调服，一日三次。

腹痛

主治受寒凉或食生冷就痛。

炒细盐半斤，包裹，暖痛处或熨脐中。

如有虫者，乍痛乍止，看口唇舌上有花点者。

使君子二钱，槟榔二钱，雄黄一钱，南瓜子二钱，水煎服，虫下即止。

治冷气作痛。

小茴香二钱，木香一钱，水煎，酒引。

呕吐

治胃寒吐，得暖便解。

用伏龙肝一块（烧，捣碎），入开水中，搅澄清，再用生姜，水煎，调服。

治中暑胃热渴。

绿豆、白糖，水煎服。

治痰不利，呕吐。

陈皮二钱，半夏二钱，藿香二钱，姜引。

泄泻

治急性有热，腹时痛时止。

金银花五钱，车前子三钱，水煎服。

治泻清水不止。

臭椿子（炒）一两，水煎服。

治小便短少。

用车前子（包）五钱，白术一两，水煎服。

治脾虚胃弱。

白术（炒）一两，薏苡仁（炒）二两，水煎服。

治久泻不止者。

党参三钱，焦白术三钱，肉蔻（去油）三钱，诃子（炒）三钱，山楂（炒）三钱，炙甘草二钱，水煎服。

痢疾

主治赤白痢。

鸦胆子（去壳）三钱，用馒头皮包住，每次六粒，食之，一日三次。

下痢脓血。

马齿苋一两，水煎服。

臭椿根白皮二两，炒焦，黄酒或白酒引。

东山楂二两，水煎，红糖引下。

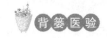

脱肛

用蜗牛五个，焙干细末，猪油调抹即收。

用砖块烧红，泼上醋，乘热，脱，坐上。

用蜘蛛焙干细末，猪油调抹肛上。

气滞下脱坠。

枳壳（炒）三钱，水煎服。

元气不足脱。

黄芪（炙）二两，防风三钱，水煎服。

便血

治便后下血无痛者。

方一：炒地榆五钱，炒槐花三钱，伏龙肝（烧红，入水，澄清），煎服。

方二：臭椿根白皮（炒）二两，百草霜一两，细末，红糖引下。

治便后下血腹痛热者。

白茅根一两，丹皮二钱，水煎服。

治体虚下血。

用黑芝麻（炒）一斤，细末，红糖引，冲服，一日一次，每次二钱。

大便闭

治虚弱人便不通。

方一：牙皂粉、蜜、葱白调蜂蜜，粘上皂粉，插入肛门内，一时即通。

方二：用细盐炒，入脐中上，盖蒜后大艾灸之。

治气血不足，肠内干燥或产后便闭。

桃仁三钱，郁李仁二钱，麻仁三钱，水煎服。

便闭，发热、大便干燥。

元胡粉三钱，每钱冲服。

治老人便闭。

胖大海二钱，水煎服。

疟疾

白矾（半枯）三钱，细末，米汤制丸，未发前服一钱。

常山三钱，草果仁二钱，贝母二钱，朱砂二钱，细末，每次一钱。

祖师麻根皮，白头翁根皮，共细末，用蜂蜜调丸樱桃大，凉水冲，未发前服一丸。

黄疸

治小便赤，口渴。

方一：茵陈一两，滑石三钱，甘草一钱，水煎服。

方二：猪苓二钱，泽泻三钱，木通二钱，柴胡二钱，白术二钱，茯苓三钱，甘草一钱，黄芩一钱，水煎服。

水肿

用大戟一钱，红枣五个，入水煮，去大戟用枣，焙干细末，分作九包，每次一包，一日二次。

治水肿，发热，小便短少。

服西瓜水半碗，二次。

野蒜五个，蓖麻子五十个，共细末，捣碎，敷两脚心。

治腹胀满。

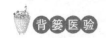

黑丑二钱，生姜二钱，水煎服。

黑丑（半炒）三两，沉香一两，甘遂一两，琥珀五钱。共细末，绿豆丸状，隔日服一次，每次二十丸。

头痛

治偏左者，血虚。

川芎三钱，茶叶一钱，水煎服。

治两旁胀痛。

雄黄一钱，细辛一钱，细末，吹鼻中。

头痛，鼻塞气不通。

冰片、细辛、雄黄，共细末，放碗底上，火点着，熏鼻，一日三次，加薄荷。

当归五钱，川芎三钱，芥穗二钱，水煎服。

治两眉棱骨痛。

白芷一两，川芎一两，甘草三钱，共细末，用薄荷汤送下，每次一钱。

治日久痛。

冰片、火硝，细末，细艾叶卷条，点着，熏鼻，呼吸。

艾叶一斤，菊花一斤，细辛二两，装入枕头内，每晚枕左右轮换，日久除根。

治顽固性头痛。

羌活三钱，蔓荆子二钱，白芷三钱，川芎三钱，细辛一钱，防风三钱，藁本三钱，当归三钱，薄荷一钱，甘草一钱，荆芥二钱，生姜引。

眩晕

治单纯晕，无其他症者。

白果二两,去壳,焙干,细末,每日开水冲服,每次一钱。

治晕大便秘结,胃热气上攻冲。

大黄二两,酒炒,细末,每日早服一次,每次二钱,茶汤冲下。

治产后虚晕或跌打损伤瘀血者。

蒲黄三钱,五灵脂三钱,水煎,童便引。

治肾气亏损晕。

枸杞三钱,菊花二钱,熟地黄五钱,山茱萸三钱,山药三钱,泽泻二钱,茯苓二钱,丹皮二钱,知母二钱,黄柏二钱,水煎服。或加大剂量,细末,丸服。

肩臂痛

羌活三钱,苍术三钱,牛膝二钱,五加皮二钱,防风二钱,水煎服。

治湿热痛。

黄柏(炒)二两,苍术(炒)三两,牛膝(炒)二两,共细末,酒引冲。

或用骡子蹄甲,炒焦,细末,每次一钱,酒引下。

腰腿痛

治肾虚闪挫痛。

焦杜仲五钱,肉苁蓉五钱,五加皮二钱,木瓜一钱,牛膝二钱,水煎盐汤下。

白术(炒)一两,薏仁二两,水煎服。

治肾气不足,困胀痛。

补骨脂五钱,焦杜仲五钱,核桃仁三钱,五加皮三钱,水煎服。

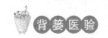

治闪挫气滞痛。

小茴香（炒，细末）三钱，细盐二钱，猪腰子（割开入药）一对，缝口，煮熟，吃腰子。

肩臂痛　手足麻木

炮附子三钱，木香三钱，细末。每次姜引，服一钱。

治遇潮湿冷即觉麻木。

红荨麻根一两，水煎，酒引，服后盖被出汗即愈。

羌活三钱，桂枝三钱，防风三钱，当归二钱，甘草一钱，水煎服。

癫狂

治风痰郁结，胡说乱言。

郁金三两，明矾一两，共细末，用薄荷煎汤制丸，生姜、菖蒲引，冲服。

治喉中有痰，吐不出者。

甜瓜蒂三钱，研末，冷开水冲服后，用鸡毛扫喉探吐。

治忧郁伤心脾，神经错乱。

猪心七个，朱砂五钱，细末，割猪心装入朱砂，蒸熟吃猪心数日。

羊痫风

治突然发作，口流涎沫、手足抽搐。

僵蚕二钱，全虫一钱，胆南星一钱，羌活二钱，水煎服。

治数日发作一次，久不愈。

郁金一两，白矾五钱，朱砂二钱，共细末，水丸，绿豆大，朱砂为衣。每次一钱，用雄黄、蒲黄、青黛、滑石、竹茹各少许煎汤引。

半身不遂

治瘫痪,抽搐,麻木不仁,腰腿直强。

用猪肚子一个,装入伸筋草二两、升麻一两,每日煮汤服之,日久即愈。

疝气

治睾丸不红肿,隐隐作痛者。

荔枝核六钱,小茴香六钱,青皮三钱,共细末,每次三钱酒引。

如下坠作痛。

槐子(炒)三钱,木通二钱,细盐二钱,共细末,每次用一钱,酒引冲下。

广木香三钱,穿山甲二钱,小茴香三钱,全虫一钱,乳香一钱,共细末,每次一钱,酒引冲下。

治气滞瘀血,红肿偏坠痛。

川楝子一两,小茴香一两,广木香五钱,桃仁五钱,没药三钱,共细末,每次一钱,酒引冲下。

偏坠

治偏坠痛。

用硫黄二钱,细末,装入鸡蛋,打一小孔内装少许蒸熟,每日吃蛋两个。

治坠下不收。

用葱白五支切细,入盐入锅炒热,敷患处或贴脐腹中即收矣。

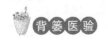

猪毛（烧灰）二钱，小茴香三钱，共末，酒引冲服。

治痛时上时下，内寒或便稀。

诃子（炒）三钱，丁香二钱，共细末，酒引冲服。

遗精

治习惯性遗精。

松油一两，硫黄一两，细末，把油摊在布块上，撒上硫黄，贴脐中。

治肾虚不能固精。

韭菜子一两，细末，冲服。

房事过度遗精。

五倍子炒，细末，津调入脐中。

梦中性交遗精。

黄柏二钱，知母二钱，甘草一钱，水煎服。

肾虚遗精，久不止。

五倍子（炒）一两，茯苓一两，煅龙骨一两，共细末，丸服一钱。

阳痿

壮年时，性欲衰退、阳痿。

淫羊藿一斤，焙干细末，泡酒一斤，三日后喝酒二杯。

治遗精日久。

刺猬皮一个炒末，黄酒冲服。

或用母猪脂肠焙干细末，酒引冲下。

小便闭

用陈草帽卷水煎，白糖引送下。

甘遂半两，细末，水调入肚脐中，再用甘草煮服，互相返之，即通。

用炒盐，入脐中上，盖蒜片、大艾，坐上灸，即下。

遗尿

年老体弱。

补骨脂三钱，益智仁（炒）三钱，水煎服。

病后虚。

桑螵蛸三钱，益智仁三钱，白果七个，水煎服。

芡实三钱，桑螵蛸三钱，益智仁三钱，补骨脂二钱，山茱萸三钱，山药三钱，熟地黄三钱，水煎服。

消渴

治烦渴，发热，汗不止。

石膏一两，知母五钱，粳米一两，甘草二钱，水煎服。

常渴，吃肉不长肌，消瘦。

天花粉一两，藕节五钱，梨汁、牛乳汁兑服。

喝多，小便多。

熟地黄一两，天花粉八钱，乌梅三钱，山药五钱，五味子一钱，水煎服，五剂。

中风　口眼㖞斜

先用牙皂粉、明矾、细辛共细末，吹入鼻，打喷嚏。

治中风不语。

姜虫二钱，全虫二钱，白芥子二钱，共细末，酒引冲服。

用牙皂粉、胡椒（七个，捣）、硫黄少许，细末，醋调抹口角，塞鼻孔中即通。

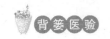

喉痛

治一切喉中痛。

冰片一钱,黄丹一钱,明雄二钱,银珠一钱,朱砂五分,共细末,敷患处。

三豆汤:绿豆二钱,黄豆二钱,扁豆二钱,甘草二钱,水煎服。

治上热肿痛。

生地黄一两,玄参一两,贝母三钱,丹皮三钱,甘草二钱,桔梗二钱,水煎服。热甚,加栀子二钱。

鼻衄血

用大蒜捣泥或切两片,包贴两脚心即止。

砖块或小石头,烧红,放入醋内,热气熏鼻。慢止后,用指甲(炒,末),冰片少许,吹鼻中,即止。

韭菜汁、人乳、生姜,调服。

侧柏叶二钱,艾叶一钱,生地黄五钱,水煎服。

韭菜汁、白糖,水煎,多服。

翳障

用葡萄汁加入青盐少许,点眼。

治眼珠上有白花点。

用蛴螬(焙干,细末)五十个,白糖一斤,兑糖内,每日喝糖水。

化针丹:枯矾一钱,胆矾一钱,杏仁一钱,花椒一钱,乌梅一钱,皮硝一钱,青盐一钱,共煮入新针三支,煮一昼夜,针化后先熏洗后点少许退翳。

退翳散：牛黄一分，麝香一分，珍珠二分，黄丹一钱，炉甘石（煅）二钱，冰片一钱，共细末，吹耳中，少许后点眼。

中耳炎

葱园内蚯蚓三条，洗净入葱叶内，再入白糖少许，悬挂等化成水，灌耳内少许。

石榴花焙干，冰片五分，共细末，吹入耳中。

五倍子焙炒，枯白矾五分，共细末，敷贴耳内。

急性发热胀痛。

玄参三钱，知母三钱，黄柏二钱，龙胆草二钱，车前子二钱，甘草一钱，水煎服之。

暴发火眼

杨柳尖（端午采更好）、白菊花、地骨皮，水煎熏洗。

蒲公英一两，甘草二钱，水煎服后，熏洗。

川黄连捣烘，放草中露一宿，再入冰片少许，人乳少许，点眼。

眼边红肿。

白菊花一两，煎服熏洗。

痛痒泪流不止。

荆芥二钱，防风三钱，当归尾三钱，赤芍二钱，黄柏二钱，知母三钱，水煎。大便干，加大黄二钱。

牙痛

治风火虫。

巴豆三个，花椒七粒，共细末，放痛处即止。

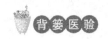

用天仙子卷条，蘸上油，点着，熏痛处，口水中流出细蛲虫即止。

治胃热，口干渴痛。

石膏五钱，滑石三钱，栀子二钱，蛇床子二钱，玄参三钱，甘草一钱，升麻二钱，水煎服。

防风二钱，升麻二钱，生地黄三钱，青皮二钱，丹皮二钱，当归三钱，细辛一钱，水煎服。左上边痛，加羌活二钱、胆草二钱；左下边痛，加柴胡二钱；右上边痛，加枳壳；便干，加大黄二钱；右下边痛，加黄芩、桔梗；上门牙痛，加黄连、麦冬；下门牙痛，加黄柏、知母。全上片痛，加川芎、白芷；全下片痛，加白术、白芍。

外科效验方

顽癣

治诸疮顽癣，日久不愈，瘙痒等症。

雄黄（入石罐，煅红）三钱，白矾（半枯）二钱，轻粉二钱，冰片二钱，砒石（入石罐，煅红）二钱。共细末，贴疮上，或用凡土林配抹油调抹。

黄水疮

白矾（半枯）三钱，冰片一钱，花椒二钱。共细末，撒于疮上，收水止痒痛，用清油调抹。

风湿毒疮

多生于下部或脖子左右，红肿疙瘩成片、瘙痒。

黄柏三钱，苍术三钱，金银花三钱，荆芥二钱，牛蒡子二钱，水煎服。

土茯苓五钱，薏仁五钱，苍术五钱，防风二钱，水煎服。湿毒重不收水，加龙骨（煅）二钱。

疥疮

枯白矾五钱，雄黄三钱，花椒二钱。共细末，湿疥撒疮上，干疥用黄豆油调和贴或猪油。

硫黄五钱，细末，猪油调擦火烤痛处。

全虫五个，蜈蚣五条，斑蝥五个，花椒一钱，狼毒二钱，硫黄三钱。共细末，猪油调抹火烤。

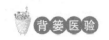

冰片二钱，轻粉二钱，水银二钱，雄黄二钱，硫黄二钱，马钱子三钱，木鳖子三钱，白矾三钱，花椒二钱，青盐二钱，火硝三钱，信石二钱，皂矾二钱。共为末，用黄豆油或猪油（最好）调和，布包，用火烤患处后涂抹。

秃疮

头上先起白屑皮，瘙痒后腐烂，有臭脓水者。

凤凰衣（孵化小鸡蜕壳而出后的壳）、花椒，共细末，用猪油调涂。先用艾叶和花椒水洗净。

雄黄二钱，松香一钱，枯白矾二钱，大枫子二钱，五倍子（炒）二钱。共细末，猪油调涂。

臁疮

生在小腿胫骨内外，红肿痛痒紫色，流脓水。

取豆腐皮，调抹上桐油，敷疮上，包扎。

牛马蹄甲炒黄，细末，香油调涂。

冰片一钱，轻粉一钱，黄柏一钱，共细末，猪胆汁调涂。

鹅口疮

小儿多患此症，舌面口腔白色疱块，流涎。

石膏二钱，黄连一钱，白糖引，水煎服。

二便干赤。

黄芩一钱，栀子一钱，连翘一钱，大黄一钱，水煎服。

五倍子（焙）、枯白矾、黄柏，共细末，胡麻油调涂。

羊须疮

生在下颌骨（下巴骨处）。

用黄柏和大枣,焙干,细末,油调涂疮上。

山羊胡子(烧灰),杨树瘤(焙干),细末,清油调涂。

苍术三钱,羌活二钱,薏仁三钱,厚朴三钱,陈皮二钱,甘草一钱,煎服。

托腮痈（两腮旁）

松香二钱,发灰一钱,共细末,先放盐揉抹破,贴上。

升麻二钱,归尾三钱,生地黄三钱,丹皮二钱,石膏五钱,黄芩二钱,甘草一钱,水煎服。

喉痈

生附子一两,广醋调涂两脚心,引毒下行。

白僵虫(去嘴炒)三钱,细末,生姜水冲服。

玄明粉三钱,硼砂(入明粉,煅)三钱,冰片二钱,西瓜霜二钱,姜虫一钱,朱砂一钱,共细末,吹喉中。

乳痈

治初起红肿。

鲜蒲公英四两,胡麻子半碗,共捣烂煎热,轮换敷之。

用牛牙五个,焙细末,酒引,冲服。

大瓜蒌(捣)一个,贝母三钱,白芷三钱,金银花五钱,蒲公英三钱,甘草一钱,穿山甲一钱,水煎服。

肠痈　阑尾炎

治腹腔剧烈痛,便干。

大黄三钱,丹皮三钱,金银花三钱,乳香二钱,没药二钱,甘草一钱,桃仁二钱,归尾三钱,赤芍二钱,水煎服。

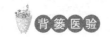

败酱草五钱，附片一钱，冬瓜仁三钱，薏米仁三钱，木香一钱，甘草一钱。

肚脐痈

治红肿。

归尾三钱，赤芍二钱，桃仁二钱，红花一钱，没药二钱，金银花二钱，甘草一钱，水煎服。

黄柏三钱，大黄五钱，石膏一两，共细末，用蛋清调涂。

疔疮

形小根深毒大，两边起中间硬如丁，先用黄豆半入口嚼，觉有甜味无豆味者是也。

用黄豆二两，病人口嚼敷上，再用菊花二两泡软如泥盖上，包扎，日换一次。

用大蒜一个捣泥，胆汁调和，敷贴疮上。

蟾酥三分，雄黄五钱，蜈蚣一条，斑蝥二个，细末，胆汁调涂。

野菊花一两，金银花一两，甘草二钱，水煎服。

大头瘟

头面、耳朵、脖子前后肿大，丹毒，皮肤上赤如丹者。

初起。

用雄黄五钱，细末，用酸浆水半碗调涂。

金银花三钱，玄参三钱，黄芩二钱，黄连二钱，蒲公英五钱，板蓝根三钱，甘草二钱。

发热，便干。

大黄三钱，朴硝三钱，栀子三钱，黄芩二钱，连翘二钱，甘草二钱，薄荷二钱，竹叶引。

缠腰蛇丹

初起连腰一周，生出疱疹，发热、赤肿带状形丹毒。

地衣（地软菜），捣烂，敷贴患处。

用鲜商陆切片，敷贴患处。若是干商陆，用水泡软，后用火烤熟后再贴。

大黄（细末）二两，青黛五钱，马勃粉二钱，白芷三钱，共末，蛋清调涂。

无名肿毒

一时分辨不清。

鲜蒲公英（洗净捣烂）半斤，白矾二两，细末，调和敷贴。

金银花五钱，蒲公英五钱，紫花地丁三钱，槐花二钱，甘草一钱，煎服。

葱白捣烂，蜂蜜一两，调和敷贴。

蚕卵三钱，烧末，黄酒引，冲服。

鹅掌风

多生在两手掌心，瘙痒起白皮，燥干脱落日久。

朱砂二钱，水银（入药细面末）二钱，雄黄二钱，共细末，用蒜瓣擦涂。

艾叶一把，雄黄二钱，甲珠二钱，五倍子三钱，水煎熏洗。

牛角烧灰，陈石灰细末，桐油或猪油调抹。

紫癜风　白癜风

久受风寒湿，引起气血结滞而产生皮肤斑点。

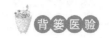

当归三钱,川芎二钱,赤芍三钱,生地黄三钱,柴胡二钱,桃仁二钱,红花一钱,牛膝二钱,桔梗二钱,甘草一钱,枳壳二钱,水煎服。

痄腮　腮腺炎

柴胡二钱,黄芩二钱,金银花三钱,山豆根二钱,甘草二钱,水煎服。

韭菜切细入盐,调涂患处。

痔疮

冰片一钱,雄黄一钱,枯白矾一钱,细末,敷贴肛门上。

防风二钱,荆芥二钱,羌活二钱,桔梗二钱,枳壳二钱,薄荷一钱,甘草一钱,水煎服。

烫火烧伤

地榆五钱、黄连二钱,共细末,蛋清调涂。

蛐蟮五条洗净入碗,放白糖一两,化水抹之。

癣疮

治牛皮癣。

硫磺、酒精、花椒(一两,细末)。将硫磺入酒精,静置,再放花椒,混匀涂抹。

砒石、荔枝核、陈醋,入碗中,取荔枝核研末,敷贴之。

斑蝥七个,红娘子七个,蜈蚣五条,硫黄一钱,花椒一钱。共细末,用细艾调上清油,再入药面,火上烤热,先闻后擦癣。

雄黄一钱,冰片一钱,轻粉一钱,硫黄二钱,砒石一钱。共细末,猪油调擦。

病症效验方

主治偏坠疝气，经年不愈，神效。

川楝子三钱，广木香二钱，乳香二钱，没药二钱，小茴香三钱，官桂二钱，穿山甲二钱，元胡三钱，二丑二钱，陈皮二钱，甘草一钱，益智仁二钱。水煎，或细末盐汤送下。

治腰背痛，诸药不效者。

没茶散：元胡（醋炒）五钱，五灵脂（醋炒或酒炒）五钱，乳香三钱，没药三钱，广木香二钱。共细末，每服二钱。用白芍（炒）二钱、柴胡二钱和甘草一钱，煎汤送服。

治男妇会阴部，肛门之前、阴茎之后，初起肿硬嫩红疼痛，早治为妙。

龙骨丹：广木香二钱，血竭二钱，儿茶二钱，乳香三钱，没药三钱，巴豆（去壳）二钱。共细末，生蜜调和，瓷罐收贮，用时制丸。

每服九粒豌豆大，温酒送下，空腹服。

主治胃弱脾虚积聚，头面四肢肿，百药不效神方。

香附三钱，砂仁二钱，元胡二钱，三棱二钱，莪术二钱，广木香二钱，姜连三钱，枳壳二钱，枳实三钱，大黄三钱，巴霜一钱，芒硝二钱，青皮三钱，陈皮三钱，半夏二钱。共为细末，砂糖为丸，每服一钱，姜汤下。

主治男妇大人小儿头发脱落验方。

熟地黄三钱，茯苓二钱，山药三钱，山茱萸三钱，泽泻二钱，丹皮三钱，麦冬二钱，五味子三钱，桑椹二钱，黑芝麻三钱，首乌三钱，水煎服。

治跌打损伤骨折验方。

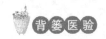

天嘉里黄先生传方：当归一两，川芎五钱，赤芍三钱，血竭三钱，儿茶二钱，没药三钱，乳香三钱，土鳖三钱，红花五钱，川牛膝三钱，自然铜三钱，甲珠三钱，骨碎补四钱，广木香二钱，广三七三钱，白花蛇（去头，酒泡）一条。共细末，每服三钱至二两，酒引送下。汤剂，加柴胡三钱、青皮三钱、川芎二钱、归尾三钱，夏加麝香八分。

取疣方。

用鸦胆子去皮压出油，用涂贴包上，日久自脱落。

主治骑马痈疽神方，经验良方。服即破。

广木香二钱，乳香二钱，没药二钱，附片三钱，小茴香二钱，川楝子二钱，元胡二钱，全虫五分，党参三钱，甲珠三钱，木通三钱，槟榔二钱，泽泻二钱，青盐引。

主治小儿外肾肿大，偏坠。

川楝子一两，山甲五分，元胡六分，小茴香五分，大茴香五分，广木香五分，牵牛五分，海藻六分，槐花五分，全虫三分，莱菔子四分。共细末，每服三分，空腹酒引送下。

主治大人小儿通用，偏坠，气疝阴肿。

广木香、乳香、没药、附片、小茴香、川楝子、元胡、全虫、人参、木通、槟榔、泽泻、青盐，细末，酒丸，空腹服。

小儿痢疾赤少白多方。

黄连、吴茱萸、白芍、陈皮、茯苓、枳壳、黄芩、甘草、姜、枣引。

治小儿乳积脐风，外科伤食，身出瘾疹。

川连五分，胡连五分，大黄五分，天麻五分，党参五分，巴霜各五分，广木香三分，青皮三分，三棱三分，莪术三分，雄黄二分，朱砂二分，胆星二分。外科土茯苓引，内伤砂糖引。

主治阑尾炎效方。

清肠饮：金银花二两，当归二两，生地榆一两，麦冬一两，玄参一两，黄芩三钱，薏苡仁五钱，甘草三钱，水煎服。痛裂，金银花加至五两、地榆加三两；化脓，加冬瓜仁一两；便闭，加大黄；小便不利，加茯苓和连翘；赤涩肿，加寸冬；便干燥，加火麻仁和桃仁；烦渴，加天花粉和玄参；火盛，加丹皮和连翘；呕吐吐酸，加半夏、陈皮和竹茹，普通亦可加用蒲公英和紫花地丁。

肠痈初起，发寒热，腹右部坠痛，右腿不能伸，急慢通治。

大黄牡丹汤：大黄三钱，生桃仁三钱，生白芍四钱，冬瓜仁四钱，当归五钱，生薏仁四钱，蒲公英一两，丹皮三钱，黄芩二钱，元胡三钱，郁金三钱，瓜蒌仁四钱，水煎服。

牡丹汤治疗阑尾炎可靠也。

牡丹汤加减

第一方：大黄三钱，丹皮三钱，桃仁二钱，冬瓜仁二钱，没药二钱，乳香二钱，金银花四钱，连翘三钱，山甲三钱，蒲公英三钱，地丁三钱，天花粉二钱。便通，去大黄。水煎服。

第二方：金银花二两，连翘二两，蒲公英一两，大黄四钱，丹皮四钱，黄芩四钱，生地黄六分，玄参六分，厚朴三钱，枳实三钱，槟榔三钱，青皮三钱，乳香三钱，没药三钱，当归八分，甘草一钱。水煎，分两剂服。

第三方：金银花二两，蒲公英四钱，紫花地丁四钱，红花二钱，桃仁四钱，当归三钱，生地榆一两，丹皮四钱，没药三钱，白芍四钱，冬瓜仁三钱，大黄四钱，薏仁四钱，甘草三钱。水煎服。

第四方：大黄五钱，丹皮五钱，冬瓜子五钱，桃仁四钱，玄明粉六钱，红花三钱，广木香三钱，金银花六钱。水煎，空腹服。

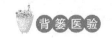

第五方：黄连三钱，枳壳二钱，青皮三钱，冬瓜仁一两，没药五钱，乳香五钱，归尾三钱，赤芍三钱，黄芩三钱，连翘三钱，金银花一两，蒲公英一两，杭芍八分，桃仁三钱，丹皮四钱，大黄五钱。水煎，分作两次服用。

第六方：党参三钱，白术三钱，吴茱萸二钱，大黄三钱，元胡三钱，川楝子三钱，荔枝核三钱，甘草一钱，槟榔三钱，黄芩三钱，生龟板三钱，白芍三钱，木香一钱，没药二钱，乳香一钱，瓜子一两。水煎服。

恶寒，加附子、桂枝、干姜；痛难忍者，加汉三七一钱；脓肿者，加蒲公英五钱、生黄芪八钱、赤小豆五钱。

主治脚气湿肿，外踝骨内风湿流注，经年不愈神方。

川牛膝五钱，五加皮三钱，木瓜二钱，赭石三钱，丹参五钱，松节五钱。水煎，空腹，酒引送下。未服药以前用凉水洗患处，后服药。

主治白带有恶臭者。

冰片二分，明矾二分，木香一钱，杏仁三个，甘草一分。共细末，以绢棉裹球中，用线缚住，纳阴户中，日换一次。

主治下身浮肿，并浑身肿，下半身严重者。

防己三钱，黄芪三钱，桂枝二钱，茯苓三钱，白术三钱，党参四钱，熟地黄三钱，甘草一钱，干姜引。

主治阴道肿虫痒方。

以红蒜捣如泥，纱布包裹，纳阴户中，日一换。

主治女人阴唇红肿如桃，发热而硬，左肿最效。

知母三钱，石膏五钱，甘草三钱，金银花二钱，连翘二钱，黄芩二钱。水煎，空腹服。

主治崩漏，中年妇女特效。

当归四钱，川芎五钱，党参一两，白术四钱，桂圆一两，黄芪四钱，阿胶五钱，地榆一两，砂仁三钱，芡实五钱，白芍五钱，艾叶三钱。共细末，蜜丸，空腹服。

主治肺结核验方。

当归二钱，川芎二钱，贝母二钱，杏仁二钱，青皮二钱，茯苓二钱，北五味子三钱，桑皮二钱，半夏二钱，陈皮二钱，甘草二钱，冰糖二钱。水煎，连服十剂，直至病愈。

主治跌打损伤方。

石豇豆、万年青、灯台七、搜山虎、爬山虎、一点血、五加皮、木通、油葛红升麻根、杜仲、莲夜生。水煎，酒引。皮破出血者，童便引送下。

主治痰饮，年五六十岁患者，虚热如笼蒸或大汗大渴大热，气急脉浮洪，昼夜无度，气喘痰涎，日夜不眠，一服即安，乃作假白虎症治之。

毛橘红二钱，法半夏一钱，天冬三钱，茯苓二钱，胡黄连一钱，栀子二钱，连翘二钱，柴胡二钱，石膏二钱，桔梗三钱，甘草八分，生姜引。

治虚弱人患，惯性大便闭、下血、涩痛。

桃仁、桂枝、大黄、芒硝、枳壳、桔梗、厚朴、滑石、干姜、白术、车前子、木通、甘草、生姜引。

治梅核气，鼓满瘕气块，积聚痞结，心痛冷积，经脉不通，冷腹痛热水下，他症凉水下。

十仙夺命丹：沉香、木香、丁香、三棱、莪术、没药、川芎、皂角、苦葶苈、巴豆（去油）。细末，枣肉丸樱桃大，每服一丸。

诸积气心痛、腹痛、肾气痛、肋下痛、噎食、便闭、疝气。

神保丸：木香二钱，胡椒二钱，全虫七只，巴豆（去心油）十个。共细末，汤浸，蒸饼，丸，麻子大，朱砂为衣，每服五七丸。心痛，柿蒂灯心汤；腹痛，柿蒂煨姜汤；血痛，黑姜醋汤；

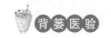

气喘，桑白糯米汤；肾气肋下痛，炒茴香酒汤；气噎，木香汤；食不消，茶酒汤。

治男妇右肋胸急痛，大便闭小便赤，乃湿热得之，即服盐汤解之。

生大黄、补骨脂、川楝子、苍术、归尾、细辛、丹皮、木通、通草、白芥子、藕节、生地黄、生甘草，灯心草引。水煎服。

主治脑漏神方。

防风、荆芥、独活、连翘、藁本、辛夷、细辛、甘草、牙皂、菖蒲、白芷、薄荷、苍耳子(炒)。用水煎，食后服。

治鼻疳通孔烂。

鹿角(烧)一两，硼砂(瓦上隔火煅过)一两，头发(灯火煅)三钱。共细末。先以花椒汤洗净后擦药。

如疮不收水，用瓦松烧灰抹之。

治一切痈疽诸疮恶毒。

蜡矾丸：黄蜡一两，枯矾一两，乳香二钱，没药二钱，明雄二钱。共细末，蜡熔化为丸，梧子大，朱砂为衣。每五十丸，蜜水送下。

治杨梅下疳，先服防风通圣散十余剂。

消疳败毒散：芥穗、防风、独活、柴胡、连翘、黄柏、胆草、知母、黄连、赤芍、苍术、木通、赤茯苓、甘草，灯心草引。首剂加大黄。

主治癫狂百邪，骂言不休，怪症之病，药有奇方。

巴戟二钱，芍药二钱，川乌三钱，官桂二钱，党参二钱，鬼箭十三支，狼毒三钱，桔梗二钱，茯苓二钱，杜仲三钱，远志三钱，牛膝二钱，木香三钱，乳香三钱，檀香三钱，丁香一钱，麝香八分，乌香一钱，安息香二钱，赤金十三张，朱砂三钱，辰砂三钱。共为细末，每服一钱，白水灌下，炼之时不要病者发觉，不然早知不服药，不知其症。先以阿魏一两灌之，即表现出真相，妙不可言。

治男妇年老由感寒而引起咳嗽痰壅，卧睡不眠，虚汗不止如笼蒸气作，宜假白虎证治之。

黄芩、栀子、贝母、知母、桑白、百部、党参、陈皮、南星、半夏、茯苓、瓜蒌仁、枳壳、桔梗、苏子、甘草、生姜引。

主治男妇大人小儿胃脘疼痛，饮食过度，大便干燥，肚腹鼓胀，胸中不快。

黑虎丸：大黄、巴豆、干姜、牙皂。共细末，蜜丸豌豆大，每服五粒。

男妇患手指落皮，去过一层又脱一层，内包黄水，脓浆由指尖往下脱，年深日久不愈，有时痛痒，有时不痛痒，名曰蟾鱼漏，乘风得之。

用陈石灰细末，菜油调和，入胆汁涂之。

主治男妇大病危急之证，虚脱昏迷，气下陷，眼看归宗之时，颜面稍有血色，气未全脱急治。

大气陷脱方：黄芪六两，桔梗三钱，升麻二钱，柴胡三钱，知母二钱，党参二钱，山茱萸二钱。水煎服。

妇女阴中生痒虫行作动。

将军散：大黄一两，黄芩一两，黄芪一两，赤芍二钱，玄参二钱，丹参二钱，山茱萸二钱，蛇床子二钱。共细末，每服二钱，酒送下。

妇人阴中生疮。

杏仁泥、雄黄、白矾、麝香，四味研末，调敷阴中。

妇女月经不调，腹胀，小腹冷痛，赤白带下。

皂矾丸：皂矾三钱，桃仁三钱，红花二钱，丹皮三钱，前胡二钱，砂仁三钱，肉桂三钱，木香二钱，厚朴三钱，当归三

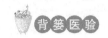

钱，川芎三钱，白芍三钱，九地三钱。共细末服用，酒引送下。

少年妇女血热崩漏。

清热止血汤：白芍（醋炒）一两，白术五钱，当归四钱，三七根二钱，柴胡二钱，栀子二钱，芥炭二钱，贯仲二钱，地榆五钱，生地黄三钱，沙参三钱，寸冬二钱，山茱萸三钱，车前子二钱，甘草一钱，乌梅三钱，小蓟草引。

治茄病（阴挺）主方。

吴茱萸一两，山茱萸一两，蒺藜二钱，海藻八钱，小茴香七钱，元胡七钱，桔梗七钱，茯苓七钱，川楝子五钱，五味子七钱，青皮七钱。共细末，酒丸服。

子宫下脱方。

生黄芪一两，党参五钱，白术五钱，酒芍五钱，当归三钱，升麻二钱。水煎服。

子宫下脱丸：黄芪一两，人参一两，白术五钱，杭芍五钱，当归三钱，升麻二钱，阳起石三钱，鹿茸三钱，紫河车五钱，粉草五钱。共为细末，酒糊丸，每服三钱，姜引。

主治日久崩漏不止奇方。

当归补血汤：三七、黄芪、当归、川芎、酒芍、白术、山药、阿胶、牡蛎、龙骨、白芷、乌贼骨、寸冬、五味子、远志肉、禹余粮、鹿角胶、蒲黄、芥穗、升麻、甘草、鹿茸。共细末，乌梅肉丸，每服七丸，茶引。

主治日久白带方。

白术三两，茯苓三两，当归三两，白芍三两，陈皮三两，丹皮三两，泽泻三两，小茴香三两，艾炭三两，砂仁二两，半夏二两，桂圆二两，吴茱萸二两，地骨皮二两，车前子二两，甘草二两。共细末，酒糊丸服。

治男妇气横行入胸中，久痛不散方。

透膈汤，治膈气主方：柴胡、青皮、槟榔、白芥子、瓜蒌仁、连翘、栀子、干姜、广木香、元胡、乳香、甘草，灯心草引。

男女通治水臌良方。

茅术一斤，薏米一斤，麦芽一斤，皂矾三两，针砂三两。共研末，用茵陈半斤煮水丸，每日服四钱，食后白水送下。

清臌汤：白术四钱，茯苓四钱，茵陈四钱，当归四钱，泽泻五钱，赤芍二钱，郁金四钱，猪苓三钱。水煎服。

产后妇女虚脱胞胎下坠方。

两收汤：九地二两，白术二两，党参一两，山药一两，川芎三钱，山茱萸四钱，巴戟三钱，芡实五钱，扁豆五钱，杜仲五钱，银杏十个。水煎服。

妇人生门茄病，红茄可治，白茄难治。

党参、白术、当归、川芎、白芍、九地、陈皮、枳壳、肉桂、吴茱萸、沉香、甘草，生姜引。

治腹中结大便数日不通。

开结汤：胖大海一两，大黄五钱，朴硝五钱，二丑三钱，桃仁二钱，滑石五钱。共细末，每服三钱，蜜水调下。

治甲状腺肿大久验方。

香附一两，夏枯草七钱，海藻三两，白芥子三两，海石二钱，贝母二钱，柴胡二钱，肉桂一钱。共细末，每服二钱，每天晚服一次，酒引。

主治风湿皮肤瘙痒，下部并遍身浮肿，目胀。

土茯苓、菟丝藤、赤芍、良姜、二丑、泽泻、木瓜、牛膝、白鲜皮、地骨皮、苍术、黄柏、木贼、蒺藜、甘草，红花引。肝实加柴胡、皂刺，引。大便闭加大黄，引。小便闭加赤茯苓、车前子，引。

阳痿不起方。

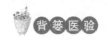

九地一两,山茱萸四钱,远志肉三钱,巴戟三钱,肉苁蓉二钱,杜仲三钱,肉桂二钱,党参三钱,白术五钱,茯神四钱。水煎服。

阳强不倒方。

黄柏一两,知母一两。水煎服之,自倒。

中年以后不起用方。

寸冬三两,玄参三两,肉桂三钱,煎服。

治诸疮,溃烂,久不愈者。

木耳散:木耳四两,白糖二两。共细末,白开水调涂,贴疮口,收敛生肌。

妇女心痛,胸膈如顽石,痞气停滞不散,中年妇女多得此症。

元胡五钱,乳香三钱。煎服,神效。

治疥疮、顽癣、浑身发痒久不愈用方。

斑蝥二钱,红娘子二钱,蜈蚣一条,硫黄一钱,花椒三钱。共为细末,入艾绒中,菜油调,先抹后放鼻孔闻之。

脱肛久不愈。

黄芪四两,防风三钱。水煎服,神效。

老人遗尿茎中痛。

生黄芪四两,生甘草八钱,水煎服。

痘证。

助阳止痒汤

一两黄芪二两红,赤芍一钱皂刺同,

桃仁二钱山甲一,助阳止痒气自行。

祛瘀方。

少腹逐瘀汤

七粒小香二分姜,二钱灵药三蒲黄,

赤芍二钱桂川芎，元胡一钱是良方。

会厌逐瘀汤

一钱元柴二壳芍，生地四钱五红桃，
草桔三钱当归四，会厌逐瘀用水煎。

膈下逐瘀汤

灵川赤乌三钱丹，附壳三钱三归甘，
桃红三钱元胡一，水煎急服膈下安。

通经逐瘀汤

召芍三钱与地龙，三钱桃仁四甲红，
一钱柴胡三厘麝，六钱皂刺见奇功。

血府逐瘀汤

壳芍二钱桃四钱，牛归红地都用三，
柴桔草芎二钱半，水煎逐瘀血行安。

补阳还五汤

三钱赤芍一钱芎，归尾二钱一地龙，
四两黄芪为主药，外加一钱好桃仁。

通窍活血汤

通窍全凭好麝香，桃仁大枣老生姜，
芎芍二钱葱三根，七枣去核酒煎汤。

丹毒。

神效丁毒散：大黄三钱，雄黄三钱，巴豆三钱。共细末，醋糊丸，重用二三丸，轻用二一丸。

主治一切风湿下疳痛痒，赤白癜风。

枯痔散：冰片四钱，轻粉三钱，明雄五钱，白矾（半生半枯）一两，砒石（煅）二钱。共细末，调入凡士林三两，火烤搽之。

主治马刁瘰疬，气毒结硬推之有根生，耳下或肩上肋下颚，车坚而不溃或已破流脓水，通治。

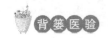

散肿溃坚散：柴胡四钱，胆草（炒）三钱，黄柏（炒）五钱，知母（炒）五钱，天花粉五钱，昆布（浸洗）五钱，桔梗五钱，甘草（炙）三钱，三棱（浸炒）三钱，广茂（浸炒）三钱，连翘三钱，当归三钱，白芍（浸炒）二钱，葛根二钱，黄连二钱，升麻六钱，黄芩梢（半酒炒）八钱，海藻五钱。共细末，每用七钱，水浸半日煎至一钟。

热服睡卧缓咽，取药停留上。其余炼蜜丸，每服百丸，以汤药送服，丸药日久以除根也。

治瘰疬初起，宜消毒华坚汤总治之。

瘰生项后，两旁湿肿，为太阳膀胱经证，湿凝结，治法宜忌寒凉，日久溃色皮透红，初肿宜用。

附子败毒汤：羌活三钱，附子一钱，姜虫（炒）三钱，前胡三钱，连翘二钱，生芪二钱，蔓荆子二钱，陈皮三钱，防风三钱，茯苓二钱，金银花二钱，甘草一钱，生姜引。

治项后两旁瘰疬已溃烂者。

香贝养荣汤：八珍汤加陈皮、香附、贝母、桔梗，姜、枣引。

寒热，加柴胡、地骨皮；脓水，加黄芪；不食，加厚朴、苍术；胸痞，加枳壳、木香；痰多，加半夏、陈皮；口干，加麦冬、五味子；热，加柴胡、黄芩；渴，加知母、赤小豆；溃痛，加附子、沉香；生肌，加白蔹、肉桂。

主治跌打损伤骨折验方（天嘉里黄先生传）。

方一：当归一两，川芎五钱，赤芍三钱，血竭三钱，儿茶二钱，没药三钱，乳香三钱，土鳖三钱，红花五钱，川牛膝三钱，自然铜三钱，甲珠三钱，骨碎补四钱，广木香二钱，广三七二钱，白花蛇（去头，酒泡）一条。夏天，加麝香八分，冬季不用，共细末。冲服，酒引送下。

方二：柴胡三钱，青皮三钱，川芎二钱，归尾三钱，红花二钱，桃仁二钱，木通二钱，泽兰三钱，儿茶二钱，血竭二钱，乳香二钱，没药二钱，广木香一钱，甲珠三钱，三七一钱。水煎，酒引。皮破，童便引。便闭加大黄三钱。

治疟疾验方。

柴胡一两，鳖甲（醋炒）一两。水煎服。

治流行性感冒。

苍术五钱，金银花三钱，姜、葱引。水煎服。

主治小便闭结，身肿。

蝼蛄（焙干）一个，细末，车前子引，冲服。

大便闭结。

用蝼蛄（焙干）一个，细末，冲服，立通。

主治男妇小儿瘰疬日久，顽结不愈。

夏枯草散：夏枯草（炒）五钱，当归（炒）五钱，酒芍（炒）五钱，黑参（炒）五钱，乌药（炒）五钱，浙贝（炒）五钱，姜虫（炒）五钱，昆布三钱，桔梗三钱，陈皮三钱，川芎三钱，甘草三钱，香附（酒炒）一两，红花二钱。入砂锅煎浓，去渣，熬膏，后入蜜半斤，再熬另服。

歌诀汇要

病有十问

一问寒热二问汗，三问头身四问便。

五问饮食六问胸，七聋八渴俱当辨。

九问旧病十问因，妇人尤必问经期。

迟速闭崩皆可见，再添片语告儿科。

天花麻疹寒热变，医者诊治要瞭遍。

六十六穴歌诀

少商鱼际与太渊，经渠尺泽肺相连；

商阳二三间合谷，阳溪曲池大肠牵。

厉兑内庭陷谷胃，冲阳解溪三里随；

隐白大都太白脾，商丘阴陵泉要知。

少冲少府属于心，神门灵道少海寻；

少泽前谷后溪腕，阳谷小海小肠经。

至阴通谷束京骨，昆仑委中膀胱知；

涌泉然谷与太溪，复溜阴谷肾所宜。

中冲劳宫心包络，大陵间使传曲泽；

关冲液门中渚焦，阳池支沟天井索。

窍阴侠溪临泣胆，丘墟阳辅阳陵泉；

大敦行间太冲看，中封曲泉属于肝。

头痛六经分证

太阳头痛非寻常，痛在脑后兼项强，

阳明经痛在前额，巆角忽胀眼目泣，

少阳头痛在巆角，颈项强直胸胁满，

太阴经病头觉重，腹满自汗不安宁，

少阴经病满脑胀，便赤寒热爪甲青，
厥阴头痛在头顶，四肢厥冷口吐涎。

六淫证候诊断

六淫之中风为首，邪入人体流窜经，
变化多端分内外，百病之根论风邪，
外窜抽搐筋骨振，内损肝脏阴阳亏，
寒是阴邪伤阳气，皮肤紧闭毛竖立，
寒邪侵袭人体表，以致阳气不宣通，
内伤恶寒得缓解，外感恶寒痛不休，
暑是夏令之炎热，感受暑气发生并，
阳邪中暑多升降，使人多汗孔开张，
体内阳气越过盛，气虚身热得之伤，
湿是重浊为阴邪，多因外伤雨露淋，
寒热自汗身体重，关节疼痛麻不仁，
湿伤于里腹胀闷，便赤腰重足膝痛，
燥为阴邪行于秋，大便燥结皮肤憔，
多见皮肤干枯皮，喘咳气逆鼻干痛，
津液耗损而产生，伤精止血肋痛盛，
火性急烈能燔灼，癫狂呼叫如病魔，
火能刑金亦伤肺，喘逆咳嗽吐衄血，
烦躁不宁伤血脉，便成疮疡痈肿症。

六脉虚实辨论

心脉洪数主实热，缓涩心惊胆尤怯。
诊见沉滑号离经，伏骨无脉是死期。
肝数目痛多潮热，微细风经骨节疼。
若滑如鱼水面游，肝绝迷冥做鬼客。
肾洪头痛耳鸣轰，实大浑身拘急疼。

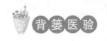

恶寒发热是伤寒，弦急不均腰腿胀。
肺脉洪大口干燥，感冒风寒呕咳嗽。
大便燥塞腹胀满，微小遍身忧怠愁。
脾脉洪大难消食，脾热生疮口臭气。
微小心膨腹胀寒，吞酸胃弱冷积食。
命脉浮弦肾经痿，遗精白浊梦交鬼。
微小本事阳分兮，冷积虚膨身困危。
六脉洪数为热作，头疼心烦口燥渴。

七表脉诊辨

浮是头眩主中风，芤为失血要流红。
浮如指下捻葱叶，芤则中虚有两头。
滑而吐泻痰食聚，实则心胸烦热攻。
滑如动珠来往动，实向浮中取次求。
弦为筋急眼劳疾，紧主头胸痛难忍。
弦如弹弦时带数，紧状琴弦促轸留。
洪是伤寒多热症，七表之症说有功。
洪举有余来极大，七阳为表定其由。

八里脉诊辨

微脉为寒腹下痛，沉主吞酸冷气侵。
沉如烂绵寻至骨，微如指下细如丝。
迟乃沉寒并固冷，缓则皮顽同身麻。
涩则如刀刮竹皮，缓小于迟来往慢。
濡主冷困多虚汗，伏为积滞泻如汤。
伏潜骨重似来时，迟重若寻来隐隐。
涩则血滞痛如难，弱主精神枯瘦病。
濡凑指边还却却，弱按轻绵重不知。

诊脉大小论断（六大六小脉诀）

心脉洪大心家热，头昏脑胀气血结。
脚板心内似火烧，口燥心烦喝不歇。
心脉微小主心虚，心中惊悸汗流珠。
头昏眼花多困倦，梦中常在水中居。
肝脉洪大不调血，背痛头眩痛在肋。
手酸足软目赤红，行路昏朦常放跌。
肝脉微小四肢酸，胆冷肝枯血气寒。
头眩眼花双足冷，背上常有往来汗。
肾脉洪大主腰疼，背痛头眩小腹膨。
膀胱大热小便赤，咽干口苦舌无涎。
肾脉微小主伤精，耳中潮听风雨声。
头胀背痛双足肿，腰痛盗汗出无停。
肺脉洪大胸头紧，风痰咳嗽常涌盛。
头疼腰酸背上冷，口渴气促时行并。
肺脉微小主气虚，忧愁胸闷口舌燥。
四肢寒冷多虚弱，无时喘咳背上寒。
脾脉洪大腹膨胀，饮食不思常喜睡。
头疼脑昏吐逆频，食后伤风精气停。
脾脉微小两眉愁，忧思烦闷口唇焦。
手足软疼多气促，无情无意多忧愁。
命脉洪大胸脑热，烦渴三焦气血结。
四肢倦怠少精神，伤风食后气精邪。
命脉微小命门寒，肾气虚弱呕逆反。
更兼脚膝行无力，三焦气血虚烦疴。

七情诊断

喜则心神舒畅快，气和志达则无疾，

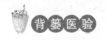

神不守舍狂妄现，喜悦太过心气散，
怒气伤肝损之志，肝阳偏盛易发怒，
大怒伤肝脾受损，胸肋胀满逆作呕，
消化不良不思食，血随气升呕血脓，
忧之过度反伤肺，胸部郁闷气不舒，
气机闭塞忧而致，每因气物频息证，
反复考虑思脾志，苦思过度脾气结，
饮食失常肌消瘦，心悸失眠恐不宁，
悲亦伤损肺之志，遭遇不幸而产生，
常由心气不足发，悲与心肺关系重，
心气消耗肺气损，因火逼金查病症，
恐为肝母肾之志，内损伤精神不振，
肾主藏精恐易伤，骨软腰困耳蝉鸣，
惊是突然受惊吓，心神不定气紊乱，
心气不足肝胆变，常有无故发惊症。